Claudia Brohammer · Astrid Kämpfer

Therapie kindlicher Stimmstörungen

Übungssammlung

4. Auflage
Mit 56 Abbildungen und 12 Arbeitsblättern
Zeichnungen von Nanny Hindemith

Ernst Reinhardt Verlag München

Claudia Brohammer, Wolfach im Kinzigtal (bei Freiburg i. Br.), Logopädin

Astrid Kämpfer, Steinen (Kreis Lörrach), Logopädin, Funktionale Stimmtherapeutin

Auf der Homepage des Ernst Reinhardt Verlages finden Sie bei der Darstellung dieses Titels Spiel- und Kopiervorlagen aus dem Buch (Abb. 19, 39, 45 – 48) zum Herunterladen in DIN-A4-Format:

www.reinhardt-verlag.de

Bibliografische Information der Deutschen Bibliothek

Die Deutsche Bibliothek verzeichnet diese Publikation in der Deutschen Nationalbibliografie; detaillierte bibliografische Daten sind im Internet über <http://dnb.ddb.de> abrufbar.

ISBN 978-3-497-03231-0 (Print)
ISBN 978-3-497-61794-4 (PDF-E-Book)
ISBN 978-3-497-61795-1 (EPUB)
4. Auflage

Printed in EU
Covermotiv: imagesource, Köln
Satz: Rist Satz & Druck GmbH, 85304 Ilmmünster

Ernst Reinhardt Verlag, Kemnatenstr. 46, D-80639 München
Net: www.reinhardt-verlag.de Mail: info@reinhardt-verlag.de

reinhardt

Inhalt

Einleitung

Immer mehr wird der Stimmgebrauch von Kindern in das Blickfeld der Phoniater, Logopäden und Sprachtherapeuten gerückt. So wird die Häufigkeit von Stimmstörungen im Kindesalter mit 6 % – 25 % (Kollbrunner 2006) angegeben. Verschiedene Autoren haben in der jüngsten Vergangenheit immer wieder darauf hingewiesen, wie wichtig eine gesunde Kinderstimme für die kommunikative, psychische und soziale Entwicklung der Kinder sowie für eine gesunde und belastungsfähige Stimme im Erwachsenenalter sei (Beushausen 2009; Schulze 2002; Ribeiro 2006). Ribeiro (2006) setzt in ihrer Vergleichsstudie zu funktionellen Stimmstörungen im Kindesalter die verschiedenen Qualitäten des Schreiverhaltens eines Kindes in Beziehung zu den Reaktionen der Bezugspersonen.

„Insgesamt weisen alle Studien einheitlich auf die bereits früh existierende Wechselwirkung zwischen Stimmqualität des Sprechers und der beim Hörer assoziierten Persönlichkeit hin. Dies zeigt die Bedeutsamkeit der Stimme in Bezug auf die emotionale Interaktion zwischen Kind und Außenwelt, die ihrerseits eine bedeutende Funktion für die weitere sozioemotionale Persönlichkeitsentwicklung des Kindes hat" (2006, 26).

Da somit die Prävention und Therapie von Stimmstörungen im Kindesalter an Bedeutung zunimmt, erscheint es uns wichtig, dass dies in einer für Kinder ansprechenden und motivierenden Form geschieht. Das vorliegende Buch soll hierzu einen Beitrag leisten.

Stellen wir uns eine Kommode vor. Jeder Schublade können störungsspezifische Übungen zur individuellen Therapiegestaltung entnommen werden, was jedoch keine mechanistische Anwendung von Übungen provozieren soll. Vielmehr liegt es in der Verantwortung der Therapeutin, die für das stimmgestörte Kind und seine Eltern relevanten Therapieeinheiten auszuwählen und auf Grundlage eines mehrdimensionalen Störungsverständnisses zu einem integrierten Gesamtkonzept zusammenzufügen (siehe Abb. 1).

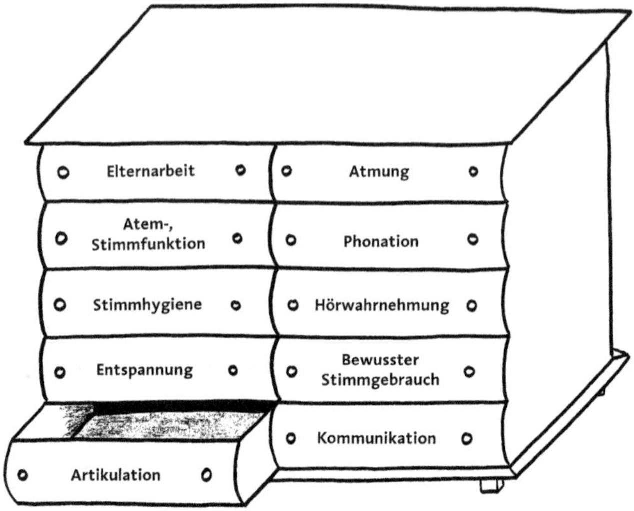

Abb. 1: Kommode

Da viele Übungen mehreren Zielen dienen, sind diese bereichsübergreifend. Um die Idee der verschiedenen Schubladen und die Übersichtlichkeit zu wahren, sind einzelne Übungen mehrfach zu finden (mit verschiedenen Zielsetzungen und damit in verschiedenen Bereichen). Zusammenfassend ergeben sich vier übergeordnete Themenbereiche:

- Theoretische Grundlagen
- Elternberatung
- Arbeit am Kind
- Übertragung in den Alltag

Theoretische Grundlagen: In den Kapiteln 1 bis 3 finden sich eine Übersicht über die theoretischen Grundlagen und Anregungen zur Durchführung von Anamnese und Stimmbefund.

Elternberatung: Ziel der Elternberatung ist es, die Eltern in das Therapiegeschehen zu integrieren und ihnen z. B. mittels Ursachenforschung ein Verständnis für die Situation ihres Kindes zu vermitteln. Außerdem ist es wichtig, den Eltern die Vorbildfunktion ihrer eigenen Stimme deutlich zu machen und sie zur Verbesserung des kommunikativen Umfeldes anzuregen, um dem Kind neue Reaktionsmöglichkeiten zu eröffnen (z. B. Lärmpegelreduzierung). In Kapitel 4 werden hierzu Möglichkeiten aufgezeigt. Ein bedeutender Faktor für die Übertragung in die Alltagssituation ist die Stimmhygiene, deren Wichtigkeit den

Eltern bewusst werden soll. Dies kann leichter umgesetzt werden, wenn die Zusammenhänge zwischen Atmung und Stimme transparent sind. Daher werden in Kapitel 5 Funktionsweisen von Atmung und Stimme erklärt und Anregungen gegeben, wie Stimmhygiene praktiziert werden kann.

Arbeit am Kind: In den Kapiteln 6 bis 9 haben wir Übungen aus Therapiekonzepten zur Stimmtherapie mit Erwachsenen (z. B. Funktionales Stimmtraining, Abspannen und atemrhythmisch angepasste Phonation etc.) zusammengetragen und für die Therapie mit Kindern modifiziert. Dabei haben wir diejenigen Übungen ausgewählt, die sich in der praktischen Arbeit mit Kindern als sinnvoll erwiesen haben und die wir für Kinder geeignet erachten. Die Übungen sind in die Therapiebereiche Entspannung, Atmung, Artikulation und Phonation gegliedert.

Übertragung in den Alltag: Um einen neu erarbeiteten Stimmgebrauch in den Alltag zu übertragen stellt die Wahrnehmung der eigenen Stimme in verschiedenen Situationen eine wichtige Voraussetzung dar. Übungen zur Wahrnehmung von falschem und richtigem Stimmgebrauch und zum bewussten Einsetzen der erarbeiteten Inhalte werden in Kapitel 5, 10 und 11 beschrieben. Die Kommunikationsformen z. B. in der Familie oder im Freundeskreis haben außerdem Einfluss auf den Gebrauch der eigenen Stimme. Daher stellen wir in Kapitel 12 verschiedene Kommunikationsmöglichkeiten vor, die zu einem ökonomischen Stimmgebrauch beitragen.

Die zusammengestellten Übungen in den Bereichen Kindertherapie und Elternberatung erheben nicht den Anspruch auf Vollständigkeit und Allgemeingültigkeit. Wir möchten sie als Werkzeuge verstanden wissen, die keine bestimmte Therapiemethode darstellen. Vielmehr kann sich jede Therapeutin in individueller Weise daraus bedienen.

Da die Erkrankungshäufigkeit bzgl. Stimmstörungen bei Kindern zwischen dem sechsten und zehnten Lebensjahr am größten ist, ist ein Großteil der beschriebenen Übungen für dieses Altersspektrum gedacht. Zusätzlich sind einige Übungen jedoch mit ergänzenden Hinweisen für den Einsatz mit jüngeren Kindern versehen.

Zur besseren Lesbarkeit haben wir grundsätzlich die weiblichen Formen wie Therapeutin und Sprachtherapeutin gewählt, da unserer Erfahrung nach größtenteils Frauen in diesen Berufsgruppen tätig sind.

1 Theoretische Einführung: Grundlagen und Probleme bei der Stimmentwicklung

In diesem Kapitel geben wir zunächst einen kurzen Abriss über die Stimmentwicklung bei Kindern und beschreiben die wesentlichen Ursachen und Symptome von juvenilen Dysphonien.

1.1 Stimmentwicklung im Kindesalter

Die Stimmentwicklung beginnt bereits mit dem Schrei des Neugeborenen. Die Säuglingsstimme umfasst nach Wendler et al. fast vier Oktaven (a bis f4), „aber die häufigsten stimmlichen Äußerungen bewegen sich um a1" (440 Hz) (2014, 91). Die Autoren beschreiben schon bei Säuglingen die Möglichkeit der Unterscheidung in weiche und harte Stimmeinsätze. Dabei „zeigen harte Einsätze Unzufriedenheit an und weiche Zufriedenheit und Wohlbehagen". Ribeiro beschreibt das Schreien als „Intonationsverständigung zwischen Kind und Bezugsperson". Sie definiert diese kindlichen Stimmäußerungen als „intrapsychisches, interaktionales und beziehungsdynamisches Geschehen" (Ribeiro 2006, 20).

Am Ende des ersten und während des zweiten Lebensjahres befindet sich das Kind in einer Nachahmungsperiode, in der sich Einflüsse der sprechenden Umwelt auf die Qualität der kindlichen Stimme auswirken können. Zum Teil wird die sprechende Umwelt über die auditiven Wahrnehmungskanäle aufgenommen. Allerdings betont Heptner hierzu die Verbindung von Stimme und Klang mit „einer Haltung bzw. Bewegung im Vokaltrakt, im Kehlkopf und in der Atmung" (1997, 12). Hieraus folgert er, dass Kinder „Bewegungsmuster und auch Halte- und Kompensationsmuster mehr oder weniger unbewusst von den Menschen (imitieren), denen (sie) besonders viel Aufmerksamkeit schenken oder von denen (sie) … abhängig sind" (1997, 12).

In der weiteren Stimmentwicklung nehmen die Tonhöhenumfänge im Kleinkind-, Vorschul- und Schulalter zu, und es kommt zu einem Absinken der mittleren Sprechstimmlage (sinkt zwischen dem zweiten und dritten Lebensjahr auf d1 ab und bleibt bis zum achten Lebensjahr konstant). Die meisten Kinder verfügen vor der Pubertät über einen Stimmumfang von ca. 1,5 Oktaven. Zur Prävention von Stimmstörun-

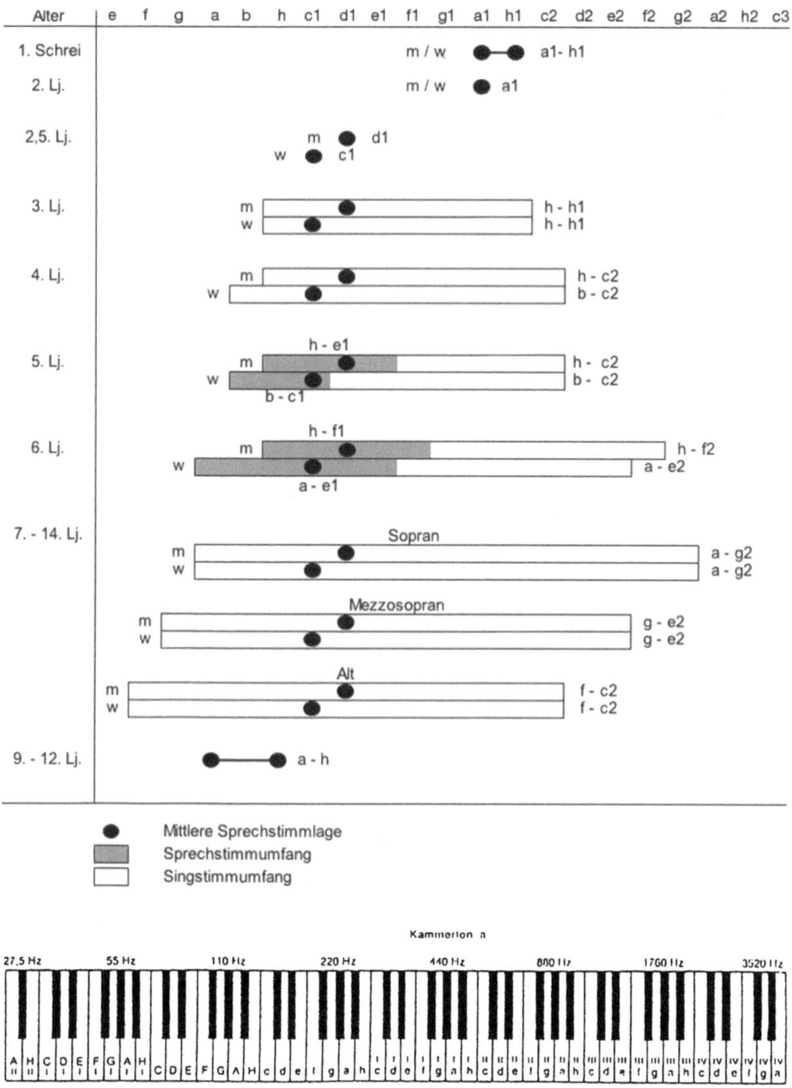

Abb. 2: Stimmentwicklung bis zur Pubertät (in Anlehnung an Frank et al.; in Wendler/Seidner 1996, 70)

gen ist es wichtig, dass Kinder ausschließlich zwei bis vier Halbtöne unter ihrer oberen Stimmumfangsgrenze singen. Unterschreitungen der unteren Grenze sowie das Aussingen des gesamten Stimmumfangs können der Stimme ebenfalls schaden.

1.2 Ursachen für juvenile Dysphonien

Die Ursachen für die Entstehung von juvenilen Dysphonien sind multifaktoriell. Um die Vielfalt der ätiologischen Faktoren darzustellen, wurden diverse Ätiologiemodelle erstellt. Hier sollen die Modelle von Beushausen (2011), Schulze (2002) und Ribeiro (2006) in Anlehnung an Steinhausen (2000) kurz vorgestellt werden.

Modell von Beushausen (2011)

Beushausen teilt die Ursachen für eine hyperfunktionelle kindliche Dysphonie in drei übergeordnete Bereiche ein: Das Kind, soziale Faktoren und familiäre Einflüsse.

1. Das Kind: Es wird auf die unterschiedlichen Entwicklungsbereiche des Kindes verwiesen, die Defizite aufweisen können. Dies betrifft z. B. die *Grob-, Fein- und Mundmotorik* mit Auffälligkeiten in der Kraftdosierung, dem Tonus oder einer myofunktionellen Störung. Weiterhin werden die *kommunikativen Fähigkeiten* des Kindes genannt, wobei häufig eine „Dysbalance der […] stimmlichen, verbalen und nonverbalen Parameter“ (2011, 36) vorherrscht. Die *emotionale Entwicklung* des Kindes spielt eine Rolle bezüglich einer „Diskrepanz zwischen Persönlichkeit und Auftreten“ (2011, 36) des Kindes bzw. einer geringen Frustrationstoleranz. *Habituelle Faktoren* wie ungünstiges Stimmverhalten im Rollenspiel, erhöhter Lärmpegel der Umgebung, ein lauter Kommunikationsstil, habituelles Räuspern oder unphysiologisches Singverhalten können zur Entstehung einer kindlichen Stimmstörung beitragen. Die *akustisch auditive Wahrnehmung* hat im Hinblick auf Schwerhörigkeit, auditive Diskrimination und Aufmerksamkeit bzw. eingeschränkte Musikalität und Rhythmik Einfluss auf den Stimmgebrauch.

2. Soziale Faktoren: Diese betreffen die *Stimmvorbilder* im Umfeld des Kindes wie z. B. aus der Medienwelt oder aus Kindergarten und Schule. Ein weiterer Aspekt ist der *Leistungsdruck* in der Schule und bei Freizeitaktivitäten, der in einem übermäßigen stimmlichen Einsatz ein Ventil finden kann. Auch die *fehlende Möglichkeit zur körperlichen Betätigung* stellt einen ätiologischen Faktor dar.

3. Familiäre Einflüsse: Im *Familiensystem* können bestimmte Rollenverteilungen und Interaktionen den Stimmgebrauch von Kindern ungünstig beeinflussen. Auch der *Erziehungsstil* prägt das stimmliche Verhalten des Kindes. Innerhalb der Familie erlernt das Kind einen bestimmten Kommunikationsstil, durch den sein *kommunikatives Verhalten* (z. B. wenig verbal-argumentativ) geformt wird.

Modell von Schulze (2002)

Nach Schulze können die ätiologischen Faktoren für Dysphonien im Kindesalter in drei Hauptgruppen eingeteilt werden:

1. Prädisponierende psycho- bzw. somatokonstitutionelle sowie organische und traumatische Faktoren: Darunter fallen Prädispositionen im HNO-Bereich bzw. organische Erkrankungen des Vokaltraktes, hormonelle Störungen, Syndrome und neurologische Erkrankungen, Verhaltensauffälligkeiten wie erhöhte Aggressivität oder eine Störung des vegetativen Gleichgewichts.

2. Habituell-funktionelle Faktoren: Hierbei geht es um den Stimmgebrauch mit erhöhter Lautstärke (z. B. beim Spielen oder Imitieren), häufiges Räuspern, eine unökonomische Atem- bzw. Stimmtechnik, Fehlspannungen sowie die Nachahmung negativer Stimmvorbilder.

3. Prädisponierende soziale Faktoren bzw. Umweltbedingungen: Hierzu zählen ein hoher Lärmpegel in Familie und Einrichtungen, negative Stimmvorbilder bzw. zu gering ausgebildete Erzieher und Pädagogen im Hinblick auf Stimmhygiene und stimmliche Belastungsfähigkeit der Kinder, Konflikte, falsches Erziehungsverhalten und hörgeschädigte Familienangehörige.

Modell von Ribeiro (2006) in Anlehnung an Steinhausen (2000)

Ribeiro nimmt auf das entwicklungspsychopathologische Modell der Ätiologie psychischer Störungen von Steinhausen (2000) Bezug und nennt vier Bereiche von Risikofaktoren, die zu einer Stimmstörung führen können. Dies sind biologische, psychosoziale, soziokulturelle und situative Risikofaktoren. Diese verschiedenen Bereiche der auslösenden und aufrechterhaltenden Faktoren sollen in ihrer Auflistung eine Vermischung der ätiologischen Ebenen verhindern, stellen aber nach Ribeiro ein „bio-psycho-soziales Wechselspiel" (2006, 73) dar.

Biologische Risikofaktoren: Hier sind die Faktoren der *genetischen Bedingungen* (z. B. Kehlkopfanomalien, zerebrale und hormonelle Störungen), *konstitutionelle Elemente* wie die geschlechtsspezifische Entwicklung (Verhältnis Jungen zu Mädchen = 3 : 1) und Temperament sowie *somatische Faktoren* wie körperliche Erkrankungen, die Allgemeinentwicklung und habituelle Faktoren relevant.

1. Psychosoziale Riskofaktoren: Unter dieser Ebene werden die verschiedenen psychosozialen Lebensbereiche des Kindes subsummiert. Dies sind zunächst *individuelle Faktoren* wie Vulnerabilität, Persönlichkeit und Selbstkonzept des Kindes sowie internalisierte Konflikte und fehlangepasste Bewältigungsprozesse. Weiterhin werden *familiäre Faktoren* genannt. Hierunter fallen der Erziehungsstil, das Kommunikationsverhalten in der Familie, familäre Stimmgewohnheiten und -vorbilder, familiäre Disharmonie sowie die Position in der Geschwisterreihe. Auch gehören zu diesem Bereich *schulische Faktoren* (Probleme und Stress in der Schule) und das Verhältnis zur *Gleichaltrigengruppe.*

2. Soziokulturelle Risikofaktoren: Hierzu zählen die *Sozialschicht* und die *Ökologie,* wie z. B. erhöhte Stimmbelastung durch hohen Lärmpegel der Umgebung und fehlende Stimmhygiene im häuslichen Umfeld.

3. Lebensereignisse und situative Risikofaktoren: *Kritische Lebensereignisse* eines Kindes können Veränderungen des sozialen Umfeldes oder Stresssituationen sein.

1.3 Die häufigsten Formen kindlicher Stimmstörungen und ihre Symptome

Der Befund einer kindlichen Stimmstörung entspricht im Wesentlichen dem einer funktionellen Dysphonie bei Erwachsenen, wobei meist das hyperfunktionelle Erscheinungsbild im Vordergrund steht.

Funktionelle Störungen

Hyperfunktionelle Dysphonie: Die hyperfunktionelle Dysphonie stellt mit 30 % bis 40 % die am häufigsten vorkommende Form einer kindlichen Dysphonie dar (Böhme 1983). Hierbei werden die an der Stimmgebung beteiligen Muskelsysteme in unphysiologischer Weise beansprucht (überhöhter Muskeltonus), was meist die Folge eines übermäßigen Stimmgebrauchs ist. Die folgenden Symptome sind dabei festzustellen: gepresste Stimmgebung, Heiserkeit, knarrende Stimmeinsätze, monotoner und rauher Stimmklang, meist zu tiefe Sprechstimmlage, verminderte Resonanz, Räusperzwang, Missempfindungen wie Trockenheits- und/oder Fremdkörpergefühl sowie dyskoordinierte Atmung bzw. Hochatmung (Pascher/Brauer 1998) mit hörbaren Atemgeräuschen. Häufig ist die Stimmbelastbarkeit gering, d. h. es kommt zu schneller Stimmermüdung.

Hypofunktionelle Dysphonie: Die hypofunktionelle Dysphonie ist meist von untergeordneter Bedeutung. Oft erscheint sie durch Kompensation eines zu geringen Muskeltonus (ganzkörperlich wie auch bzgl. der an der Stimmgebung beteiligten Muskulatur) als sekundäre hyperfunktionelle Dysphonie. Bei primärer Symptomausprägung zeigt sich meist ein leiser, dünner und behauchter Stimmklang. Den Kindern fällt es schwer, die Lautstärke ihrer Stimme zu steigern. Die Stimme wirkt kraftlos, müde und matt.

Organische Störungen

Stimmlippenknötchen: Stimmlippenknötchen treten bei Jungen im Verhältnis 3:1 häufiger auf als bei Mädchen. Die zu beobachtenden Symptome sind ähnlich denen der hyperfunktionellen Dysphonie. Zudem findet man hier eher eine zu tiefe, meist stark heisere, gepresste Stimme, die zuweilen zur Diplophonie neigt. Nach Schulze ist die Knötchenbildung multifaktoriell bedingt. Hierzu zählt er „konstitutionelle Faktoren in Form einer glottischen Insuffizienz oder einer Hypotonie der Kehlkopfmuskulatur, eine Entzündungskomponente, psychosoziale Faktoren … und eine stimmliche Überanstrengung mit hyperfunktioneller Komponente" (2002, 101).

Weitere Formen kindlicher Dysphonie:

- Kehlkopfentzündungen
- Papillomatose des Kehlkopfes
- dysplastische Dysphonien
- audiogene Dysphonien
- traumatisch bedingte Dysphonien

Weitere Informationen zum theoretischen Hintergrund kindlicher Stimmstörungen finden Sie unter:

Beushausen, U., Haug, C. (2011): Stimmstörungen bei Kindern. Ernst Reinhardt, München

Ribeiro, A. (2006): Funktionelle Stimmstörungen im Kindesalter. Eine psychologische Vergleichsstudie. Schulz-Kirchner, Idstein

Schulze, J. (2002): Stimmstörungen im Kindes- und Jugendalter. Schulz-Kirchner, Idstein

2 Anamnese: die aktuelle Stimmproblematik

Zur Anamnese der Dysphonie sollte im Erstgespräch das Kind kurz nach seinen subjektiven Beschwerden gefragt werden. Stichpunktartig sind hier einige Anhaltspunkte genannt:

- subjektive Beschwerden wie Hustenreiz, Räusperzwang oder Globusgefühl,
- Einschätzung des Stimmklangs durch das Kind,
- Leidensdruck des Kindes und Therapiemotivation (je nach Alter),
- Hobbys (bzgl. Lautstärke).

Die Erhebung der weiteren anamnestischen Daten sollte in einem späteren ersten Elterngespräch stattfinden, um sich beim Erstkontakt ganz dem Kind widmen zu können.

Zur Erhebung der Anamnese haben wir einen Anamnesebogen zusammengestellt, der die aktuelle Stimmproblematik und die allgemeine und stimmliche Entwicklung des Kindes abfragt. Hierzu verweisen wir auch auf die Elternberatung in Kapitel 4. In diesem Zusammenhang sollten weitere anamnestische Daten zum Kommunikations- und Rollenverhalten in der Familie, zur Geschwisterkonstellation und zum Erziehungsstil erhoben werden. Dies kann mit Hilfe der dort abgebildeten Übersicht zu den verschiedenen Entstehungsfaktoren geschehen.

Die Erhebung der Anamnese im ersten Elterngespräch bildet zusammen mit der Diagnostik die Basis für die Planung der Therapie. Die Therapeutin erhält in der Anamnese Informationen über die ursächlichen und aufrechterhaltenden Faktoren der Stimmstörung. Mit diesem Wissen kombiniert mit den Ergebnissen der Diagnostik kann sie aus den unterschiedlichen Therapiebereichen (wie im Bild der Kommode in Abb. 1 dargestellt) eine störungsspezifische Therapie für das Kind und die relevanten Themen für die Elternberatung zusammenstellen.

Anamnesebogen bei kindlicher Stimmstörung

Patient: Geb.-Datum:
Anschrift:
Geschwister: Alter:
Kindergarten / Schule / Klasse:
Untersucher: Unters.-Datum:

1. Angaben zur Stimmproblematik des Kindes

a) Problem- bzw. Stimmbeschreibung aus Sicht der Eltern
Heiserkeit/Stimmversagen/Räusperzwang/Anstrengung

____

b) Seit wann bestehen die Stimmbeschwerden?

____

c) Wem ist die Stimmstörung zum ersten Mal aufgefallen?

____

d) Vermutliche Ursache der Stimmbeschwerden

____

e) Bereits durchgeführte Untersuchungen/Behandlungen bzgl. der Stimmbeschwerden

____

f) Auftreten der Stimmbeschwerden in bestimmten Situationen

- morgens/abends

____

- Jahreszeiten

____

- Schule/zu Hause/Spielplatz

____

- Ermüdung/Anspannung/Stress/Konflikt

____

- verstärkt bei bestimmten Personen (Lehrer/Freunde/Familie)

____

g) Stimmbelastungen (Musikunterricht/Chor/Hobbys/Lärm)

____

2. Allgemeine und stimmliche Entwicklung

a) Schwangerschaft/Geburt (Risiken, Komplikationen)

b) Schreiverhalten als Säugling

- Häufigkeit:

- Dauer:

- Klang (gepresst/heiser/schrill):

c) Sprachentwicklung

d) Motorische Entwicklung

- Grobmotorik

- Feinmotorik

e) Krankheiten/Operationen (speziell HNO-Bereich)

- häufige Erkältungen

- Hörvermögen des Kindes

f) Kommunikations- und Spielverhalten des Kindes

- non-verbal (Gestik, Mimik)

- vokal

- verbal-argumentativ

- Durchsetzungsvermögen

3 Stimmbefund: Anregungen zur Diagnostik

Unser Anliegen ist es, die bei einer bestehenden kindlichen Stimmstörung beachtenswerten Aspekte aufzulisten und anhand des Befundbogens eine systematische Befunderhebung zu ermöglichen. Im folgenden Abschnitt geben wir einige Anregungen zur Durchführung der einzelnen Diagnostikschritte.

3.1 Einzelne Diagnostikschritte

Tonus und Motorik

Die Grob-, Fein- und Mundmotorik sollte mit den gängigen Methoden aus der Sprachtherapie bei Kindern überprüft werden. Hierzu können für die Überprüfung der Mundmotorik vorhandene Bildkarten oder Übungen und Bilder aus Kapitel 8 „Lockerungs- und Bewegungsübungen" verwendet werden.

Atmung: Atemmittellage

Die Einhaltung der Atemmittellage kann im Gespräch mit dem Kind überprüft werden, oder das Kind soll eine kurze Bildergeschichte erzählen.

1. Ausatmungsdauer

Material: Papier und Buntstift

Durchführung: Die Therapeutin bittet das Kind, so lange es kann, auf „f" auszuatmen. Um darzustellen, wie lange es ausgeatmet hat, malt die Therapeutin während der Ausatmungsphase des Kindes ein Schneckenhaus (siehe Abb. 3). Anschließend wird die Aufgabe wiederholt, und die Therapeutin stoppt die Zeit mit einer Stoppuhr.

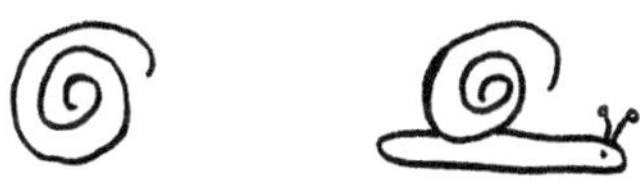

Abb. 3

Im Anschluss daran darf das Kind unter das Schneckenhaus eine kriechende Schnecke malen.

Nach dem gleichen Schema kann bei der Ausatmung auf „s“ vorgegangen werden. Hier malt das Kind eine Schlange (siehe Abb. 4).

Abb. 4

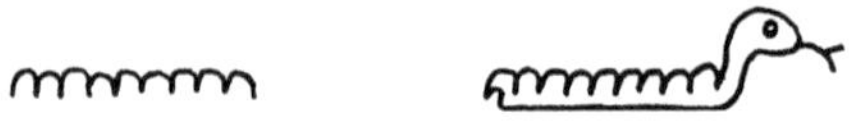

Normwerte: Pathologisch sind Werte unter zwölf Sekunden.

Sprechstimme

Die Überprüfung der Sprechstimme kann im freien Spiel, im Gespräch, bei einer gemeinsamen Bilderbuchbetrachtung oder mittels eines kurzen Lesetextes erfolgen. Es ist zu empfehlen, eine Audio- oder besser eine Videoaufnahme anzufertigen. Hierzu muss der Therapeutin eine schriftliche Einverständniserklärung der Erziehungsberechtigten vorliegen. Auch für die folgende Behandlung kann die Analyse von Audio- oder Videoaufnahmen in der Arbeit mit den Eltern, aber auch in der Therapie mit dem betroffenen Kind, hilfreich und wichtig werden.

1. Sprechstimmumfang

Durchführung: Die Therapeutin spricht die unten angegebenen Sätze nacheinander vor und bittet das Kind, diese nachzusprechen. Dabei ist es sinnvoll, die unten beschriebenen Vorstellungshilfen zu geben, die das Kind zur Modulation der Sprechstimme anregen sollen. Mit dem folgenden Prüfsatz soll die obere Grenze des Sprechstimmumfangs bestimmt werden:

„I-i, oben an der Decke sitzt eine Spinne“

Der zweite Satz dient der Festlegung der unteren Grenze:

„Tief unten im Keller sitzt eine Maus“

Normwerte: siehe Kapitel 1 „Theoretische Einführung“, Abb. 2: „Stimmentwicklung bis zur Pubertät“.

2. Mittlere Sprechstimmlage

Durchführung: Die Indifferenzlage lässt sich im Gespräch mit dem Kind am besten ermitteln. Um dem Kind während des Gesprächs die volle Aufmerksamkeit widmen zu können, bietet es sich an, die Indifferenzlage anhand einer Audio- oder Videoaufnahme zu bestimmen.

Auffälligkeiten: Bei Kindern mit einer Dysphonie liegt häufig eine zu tiefe Indifferenzlage vor. Bei emotionaler Beteiligung ist sie oft zu hoch. Normwerte: siehe Kapitel 1 „Theoretische Einführung“, Abb. 2: „Stimmentwicklung bis zur Pubertät“.

Singstimme

1. Singstimmumfang

Durchführung: Um den Singstimmumfang zu ermitteln, werden dem Kind wiederum Vorstellungshilfen gegeben: z. B. läuft eine Person singend durch ein Haus. Der Hausrundgang beginnt im Keller (tiefe Singstimmlage). Während des Treppenaufstiegs in die oberen Stockwerke wird die Stimmlage immer höher. Auf dem Dachboden endet der Rundgang. Dabei kann das Kind die Auf- und Abbewegung im Stand durch z. B. Kniebeugen oder Arm- oder Kopfheben und -senken unterstützen.

Normwerte: siehe Kapitel 1 „Theoretische Einführung“, Abb. 2: „Stimmentwicklung bis zur Pubertät“.

2. Schwellton

Durchführung: Auch bei der Überprüfung des Schwellvermögens der Stimme sollte die Therapeutin dem Kind eine Vorstellungshilfe geben. Dies könnte sein:

- Radio langsam lauter und leiser drehen,
- Ziehharmonika auseinanderziehen und wieder zusammendrücken,
- vorbeifliegende Biene.

Phoniert wird auf einen vorgegebenen Vokal.

3. Tonhaltedauer

Durchführung: In seiner mittleren Sprechstimmlage soll das Kind einmal auf „a“ und dann auf „o“ so lange phonieren, wie es kann. Hier können als Vorstellungshilfen folgende Beispiele dienen:

- den Ton als Kaugummi aus dem Mund ziehen,
- Schnecke malen (siehe Ausatmungsdauer),
- Schlange malen (siehe Ausatmungsdauer).

Auffälligkeiten: Eine Tonhaltedauer von weniger als zehn Sekunden ist pathologisch.

Stimmbefund bei kindlicher Stimmstörung

1. Tonus und Motorik

Haltung: ____

Tonus: ____

Grob- und Feinmotorik: __________________________________

____

Mundmotorik: ____

2. Atmung

Ruheatmung: kombiniert / Brustatmung / Bauchatmung / nasal / oral

Sprechatmung: kombiniert / Brustatmung / Bauchatmung / nasal / oral

Atemmittellage: eingehalten / nicht eingehalten

Atemgeräusche: keine / geringe / Schnappen / Stridor

Ausatmungsdauer: auf „f“ ______ Sek.
auf „s“ ______ Sek.

Atemfrequenz: niedrig / hoch / normal

3. Sprechstimme

Stimmklang: klar / belegt / heiser / rauh / knarrend / gepresst / brüchig / nasal / verhaucht / aphon

Stimmdynamik: gut / mittel / gering

Sprechstimmumfang:

„Iih, oben an der Decke sitzt eine Spinne“
„Tief unten im Keller sitzt eine Maus“

von ____________ bis ____________

Mittlere Sprechstimmlage: ________________________________

Rufstimme: „Hallo“: um ______________
kräftig / dünn / gepresst

Stimmeinsatz / -absatz:

„Hamster Heini hortet hundert Haselnüsse"
„Meine Mieze macht morgens miau"
„Alle Affen gaffen aus einem Affenhaus"

physiologisch / hart / gepresst / knarrend

Sprechtempo: normal / langsam / schnell

Stimmvolumen: voll / zart / dünn / überladen

Stimmstärke: normal / leise / schwankend / zu laut

Prosodie: normal / monoton

4. Singstimme

Singstimmumfang: von __________ bis __________

Schwellton: nicht schwellfähig / schwellfähig / Tönhöhe gleichbleibend oder verändert

Tonhaltedauer: auf „o" ________

auf „a" ________

5. Sonstiges

Artikulation:

____

Auditive Diskriminationsfähigkeit:

____

Kommunikationsverhalten:

____

Interaktion:

____

Stimmgewohnheiten:

____

4 Elternarbeit: der Weg zum Kind

„Schrei nicht so!“ … Was Eltern ihren Kindern mit Stimmstörungen raten, ist meist gut gemeint, verfolgt in der Regel aber lediglich das Ziel, dem Kind eine schlechte Angewohnheit abzutrainieren, ohne die zugrunde liegenden Ursachen aufzuklären und anzugehen. Demzufolge gering sind die stimmlichen Veränderungen des Kindes, das heißt, die zu erwartenden Aussichten auf Therapieerfolg. Für eine erfolgreiche Kindertherapie ist neben der Behandlung des betroffenen Kindes die Integration der Eltern in die Therapie von enormer Bedeutung. Erst durch die Zusammenarbeit mit den Eltern lassen sich die häufig multifunktionellen Ursachen einer kindlichen Stimmstörung aufdecken. Dies sind habituelle (Gewohnheiten), konstitutionelle (Körpereigenschaften), psychogene (Emotionen) Faktoren und das soziale Umfeld.

Nicht selten bringt die auffällig klingende *Stimme* zum Ausdruck, in welcher *Stimmung* sich das betroffene Kind befindet. Aufmerksame Zuhörer bemerken, dass etwas buchstäblich nicht *stimmt.* Offensichtlich teilt das Kind sich nicht über Worte, sondern mittels seiner veränderten Stimme mit. Wir als Therapeutinnen sind aufgefordert herauszubekommen, was es uns sagen will, um ein besseres Verständnis für das Kind, seine Situation und/oder Schwierigkeiten zu bekommen und ihm durch dieses Wissen konkret Hilfe anbieten zu können.

Wir möchten Eltern Informationen und Anregungen liefern, die ihnen helfen, alte Muster, welche die Stimmgebung des Kindes negativ beeinflussen, durch neue Reaktionsmöglichkeiten zu ersetzen. Dem stimmgestörten Kind wird der Transfer des Erlernten in den Alltag durch verständnisvolle, in ihrer Wahrnehmung geschulte, aktiv mitarbeitende und auf ihre eigene Stimme achtende Eltern maßgeblich erleichtert. Dies bedeutet schlussendlich auch, dass sich Eltern ihrer Rolle als Stimmvorbild bewusst werden müssen. Das familiäre Kommunikationsverhalten sollte ebenfalls Beachtung finden.

Vom Experimentieren mit der Stimme des Kindes im Alleingang und/oder gut gemeinten Ratschlägen raten wir den Eltern von vornherein dringend ab, da ihnen die komplexen Zusammenhänge von Atmung und Stimme auch mittels Elternberatung nicht vollkommen erläutert werden können. Es ist wichtig, dass Übungen stets mit der

Therapeutin abgeklärt werden. Die Therapeutin erarbeitet mit den Eltern bei Bedarf einzelne, speziell für das betroffene Kind ausgesuchte Übungen z. B. aus den Bereichen Entspannung, Atmung oder Phonation. So lässt sich die kindliche Nachahmung bei eventuell vorliegenden Atem- und/oder Stimmgebungsfehlern der Eltern vermeiden. Bei der Auswahl der Übungen kommt es nicht auf die Quantität, sondern in erster Linie auf die korrekte Ausführung an. Diese muss von der Therapeutin regelmäßig kontrolliert und gegebenenfalls nachgebessert werden. Da die Eltern der Therapie mit dem Kind nicht beiwohnen, wird der begleitende Elternteil am Ende jeder Kindertherapiesitzung zum gemeinsamen Üben hereingebeten (in den letzten fünf bis zehn Minuten).

Die Therapeutin vereinbart auch mit den Eltern gesonderte Termine für die gezielte Elternberatung (ohne Anwesenheit des Kindes). Die erste Elternberatungssitzung erfolgt zur Erhebung der Anamnese und Information der Eltern über die Entstehungsfaktoren einer kindlichen Dysphonie. Die weiteren Beratungstermine werden nach Bedarf verabredet. Wir geben lediglich für die erste Elternberatungsstunde einen ausgearbeiteten Stundenaufbau mit festgelegten Inhalten vor. Ab der zweiten Elternberatungsstunde entscheidet die Therapeutin selbst über die Themenzusammenstellung unter Einbeziehung der Ergebnisse des Erstgespräches und der hieraus resultierenden Bedürfnisse für das entsprechende Elternpaar.

Grundsätzlich erachten wir es als hilfreich, den Eltern zu Beginn jeder einzelnen Beratungsstunde eine stichpunktartige Themenübersicht des Stundenablaufes vorzulegen. Dadurch wird der Inhalt der Stunde strukturiert und für die Eltern transparenter. Auch für die Therapeutin wird die Gesprächsführung hierdurch erleichtert. Sie kann bei Zwischenfragen der Eltern auf eine spätere Klärung unter noch folgenden Inhaltspunkten verweisen. Zu enge und detaillierte Themenstellungen stören jedoch die Gesprächsentwicklung. Es ist deshalb empfehlenswert, für eine 45-minütige Beratungsstunde in der Regel nicht mehr als drei bis vier Themen auszuwählen. Am Ende jeder Beratungssitzung sollte genügend Zeit für die Beantwortung weiterer, noch nicht besprochener Fragen der Eltern verbleiben.

Es bietet sich an, einen Arbeitsordner anzulegen, in dem die Arbeitsblätter, elterliche Mitschriften und später folgende häusliche Beobachtungsaufgaben abgeheftet werden können.

4.1 Erste Elternberatungssitzung

- Anamnese,
- Entstehungsfaktoren und Ursachenforschung der Stimmstörung
- kurzer theoretischer Informationsteil zur Anatomie, Physiologie und Erläuterungen zum Stimmbefund des Kindes,
- Entstehungsfaktoren und Ursachenforschung der Stimmstörung,
- Klärung offener Fragen.

Anamnese

Es wird jeweils ein Anamnesegespräch mit dem Kind und eines separat mit den Eltern durchgeführt, da die unterschiedlichen Sichtweisen in Bezug auf die Stimmstörung ergründet und die mutmaßlichen Ursachen zur Entstehung der Stimmstörung ermittelt werden sollen. Hieraus zieht die Therapeutin die notwendigen Informationen für die Zusammenstellung der Inhalte für die Kindertherapie und Elternberatung. Der entsprechende Anamnesebogen befindet sich als Vorlage im Kapitel 2 „Anamnese". Weiterhin sollten ergänzende Informationen aus den Bereichen Kommunikations- und Rollenverhalten in der Familie, zur Geschwisterbeziehung, zum Erziehungsstil und den stimmlichen Gewohnheiten in der Familie eingeholt werden, um ein umfassendes Bild des Familiensystems zu gewinnen und in der Elternberatung darauf eingehen zu können.

Ursachenforschung zur Stimmstörung

In Kapitel 1.2 „Ursachen für juvenile Dysphonien" wurden verschiedene Ätiologiemodelle vorgestellt. Diese bieten die Grundlage, um den Eltern das folgende Ursachenmodell (siehe Arbeitsblatt 1) und das Zusammenwirken aufrechterhaltender Faktoren zu erläutern.

Die Eltern sollen dadurch lernen, die Ursachen nicht allein in einem falschen Stimmgebrauch des Kindes zu sehen, sowie verstehen, dass es in der Therapie nicht nur darum geht, dem Kind beizubringen, weniger stimmschädigend zu sprechen. Das Ursachenmodell soll ihnen helfen, die Umstände, die zur Entstehung der Stimmstörung ihres Kindes beigetragen haben, zu erkennen und zu hinterfragen. Es soll ihnen die Einsicht liefern, an sich selbst und/oder ihrem Verhalten Veränderungen vorzunehmen, um für das Kind eine Erleichterung zu schaffen und somit den Weg für einen Therapieerfolg zu ebnen.

Welche Ursachen trugen zur Entstehung der Stimmstörung meines/unseres Kindes bei?

Körpereigenschaften

- Motorik
- Muskelspannung
- Wahrnehmung
- Kehlkopf-anatomie
- Infektanfälligkeit
- Allgemeine Entwicklung
- Hörvermögen
- Musikalität

Emotionen

- Eltern/Geschwister
- Kommunikations-verhalten
- Anspruchshaltung
- Erziehungsstil
- Zeitdruck
- Stress
- Ängste
- Kontaktfähigkeit
- Auseinandersetzungen

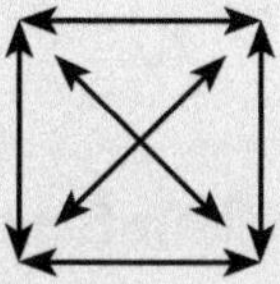

Gewohnheiten

- Räuspern
- Schreien
- Schnelles Sprechen
- Stimmliches Spielverhalten
- Vorbilder/ Nachahmung
- Singtechnik

Soziales Umfeld

- Elternhaus
- Kindergarten/Schule
- Freizeit
- Chor
- Sportgruppen
- Freundeskreis
- Lärmpegel
- Hektische Umgebung
- Raumangebot

Unterstreichen und/oder ergänzen Sie Faktoren, die Ihrer Meinung nach bei der Entstehung der Stimmstörung Ihres Kindes möglicherweise bedeutsam waren.

Arbeitsblatt 1: Ursachenmodell (verändert nach Wirth 1991, 230 und Beushausen 1998, 148)

Erläuterung anatomischer und physiologischer Zusammenhänge

Damit die Eltern die Ursachen von Stimmstörungen und die Vorgehensweise in der Therapie leichter verstehen, bietet es sich an, anhand von Abbildungen kurz die wichtigsten anatomischen und physiologischen Zusammenhänge der Stimmgebung zu erklären. Auch die bestehenden stimmlichen Fehlfunktionen des Kindes können so den Eltern gut veranschaulicht werden.

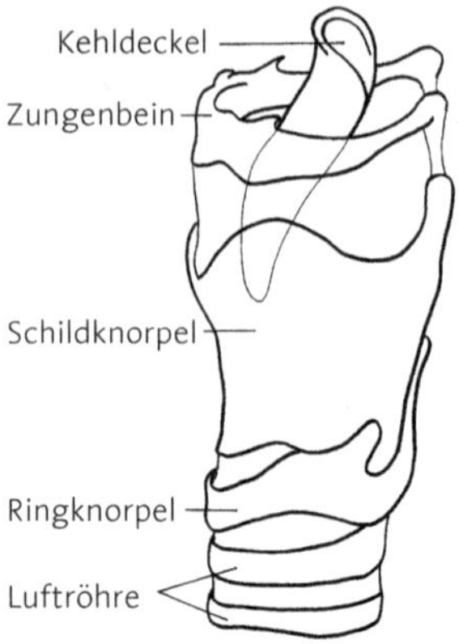

Abb. 5: Kehlkopfmodell

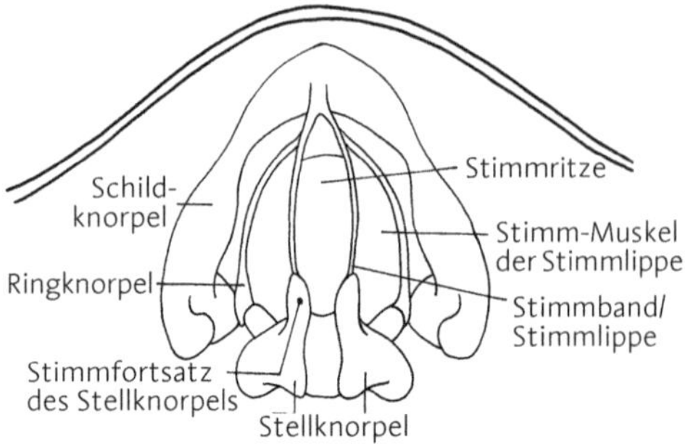

Abb. 6: Stimmbänder (-lippen)

Informationsblatt zur Stimmfunktion

Im Kehlkopf wird die Stimme gebildet. Den knorpeligen Kehlkopf sieht man beim Schlucken auf- und abwandern. Zwischen Schild- und Stellknorpeln sind zwei Stimmbänder (-lippen) wie z. B. zwei Gitarrensaiten gespannt. In ihrer Mitte liegt die beim Atmen weit geöffnete Stimmritze. Beim Sprechen oder Singen lässt vorbeiströmende Luft die Stimmbänder (-lippen) schwingen.

Hohe Töne entstehen, wenn die Bänder wie bei Frauen kürzer sind oder straff gespannt, und die Stimmritze eng ist. Längere oder entspannte Stimmbänder (-lippen) können weiter schwingen. So entstehen tiefe Töne und Stimmen.

Um Tragfähigkeit und Resonanz der Stimme zu erreichen, schwingt der Ton in den bestehenden Resonanzräumen. Darunter zählen Nasennebenhöhlen, Nase, Mund-, Rachen- und Brustraum.

„Zur Stimmbildung werden die geschlossenen und gespannten Stimmbänder durch einen Luftstoß aus der Lunge geöffnet und in Schwingung versetzt, wodurch Schallwellen entstehen" (Leonhardt 1986, 124). Deshalb spielt die Atmung eine wesentliche Rolle bei der Stimmproduktion.

Bei der Einatmung wölbt der Bauch sich vor und die Brust weitet sich. Beim Ausatmen sinkt der Brustkorb und der Bauch flacht ab. Die Lunge besitzt jedoch keinen Muskel, der diese Bewegungen ermöglichen könnte. Dafür sind vielmehr fremde Muskeln in Brust und Bauch zuständig. Danach unterscheidet man Brust- und Bauchatmung.

Prinzipiell sollte sich die Therapeutin vornehmlich als Vertraute des Kindes sehen. Sie vertritt die Belange und Interessen des Kindes und strebt es an, die Eltern dazu zu bewegen, Strategien zu entwickeln, die dem Kind helfen.

Die Therapeutin wählt ab der zweiten Beratungsstunde die spezifischen Themen aus und berücksichtigt dabei die Problemsituation der Eltern, die beraten werden sollen. Grundsätzlich ist es auch möglich, den Eltern „Hausaufgaben" bis zur nächsten Elternberatungssitzung mitzugeben. Die Inhalte sollten jedoch vorab kurz erklärt und immer nachbesprochen werden. Es bieten sich folgende Themen an, zu denen Sie im vorliegenden Band Arbeitsblätter finden:

- Erläuterung der Vorbildfunktion (stimmlich)
- Wahrnehmungsschulung für die fremde/eigene Stimme
- Stimmhygiene
- Lärmpegelreduzierung
- Modelle zur Verbesserung des kommunikativen Umfeldes
- Argumentieren statt Schreien
- positives Verstärken
- Familienkonstellation
- Ich-Botschaft
- aktives Zuhören

4.2 Elternberatung zu Stimmgebrauch und -hygiene

Erläuterung der Vorbildfunktion

Kinder sind Genies im Beobachten und Nachahmen. Sie lernen von ihrer Umwelt, indem sie sich abschauen, was ihnen vorgelebt wird. Ihr Imitationsverhalten lässt sie reifen und in ihrer Entwicklung voranschreiten. Vorbildfunktion sind zum Beispiel Eltern, Geschwister, Verwandte, Freunde, Erzieherinnen, Lehrer und Stars. Nicht allein wegen der großen Nähe sind vor allen Dingen die Eltern wichtige Vorbilder, die einen ungeahnt großen und häufig unbewussten Einfluss ausüben.

Kinder imitieren Gestik, Mimik, Kommunikations-, Sprech- und Sprachverhalten ebenso wie die Stimmgebung. Nicht selten werden zum Beispiel am Telefon Mutter und Tochter oder Geschwister miteinander verwechselt. Folglich sollten sich die Eltern ihrer Rolle als stimmliches Vorbild bewusst werden und lernen sich kritisch zu bewerten, um unratsame Faktoren zu ersetzen. Ein guter Einstieg, sich diesen Prozess bewusst zu machen, kann Arbeitsblatt 2 sein.

Arbeitsblatt: Vorbild/Nachahmung

Wem ist Ihr Kind ähnlich? Was macht die Ähnlichkeit aus?

Was ahmt Ihr Kind wem nach?

Erinnert Sie die Stimme Ihres Kindes an eine Ihnen bekannte Stimme?

Hat Ihr Kind Idole?

Arbeitsblatt 2: Vorbild/Nachahmung

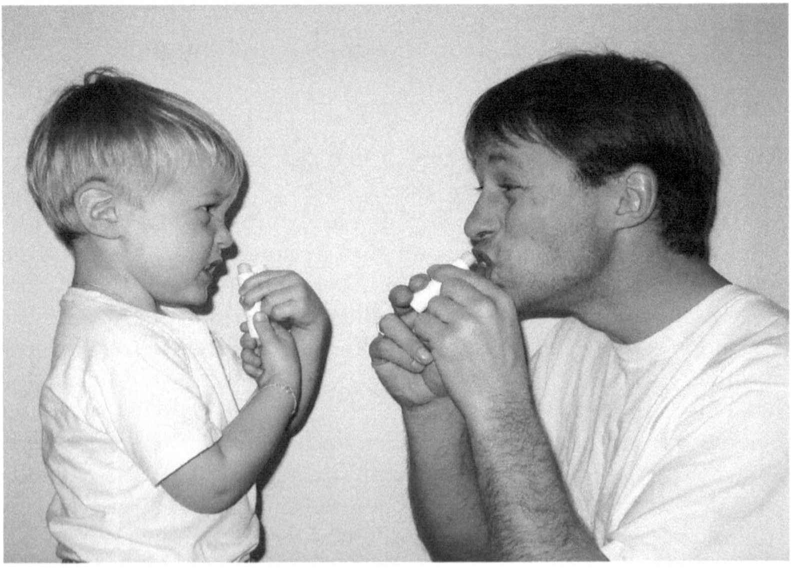

Abb. 7: Vorbild und Nachahmung (Foto privat)

Wahrnehmungsschulung

Bereits das Ungeborene besitzt die Fähigkeit, alle seine Sinnesorgane zu benutzen (Sehen, Hören, Fühlen, Schmecken). Es kann sich und seine Umwelt wahrnehmen. Noch im Mutterleib nimmt das ungeborene Kind am Leben seiner Mutter teil und erfährt sinnlich alles, was es nach seiner Geburt erwarten wird. Damit die Menge der Sinneseindrücke nicht zu einer Reizüberflutung führt, nehmen wir in unserem späteren Leben vieles nicht mehr bewusst, sondern nur

Arbeitsblatt: Stimmeigenschaften

Bitte listen Sie die Ihnen bekannten stimmlichen Merkmale in die hierfür vorgesehene Tabelle auf.

Seien Sie bei den anschließenden Hörbeispielen ganz Ohr und kreuzen Sie Zutreffendes an und/oder ergänzen es.

Stimmliche Merkmale	Stimme 1	Stimme 2	Stimme 3	Stimme 4	Stimme 5

Arbeitsblatt 3: Stimmeigenschaften

noch unbewusst wahr, besonders Dinge, die uns vertraut sind und an die wir uns gewöhnt haben, wie zum Beispiel Körperhaltung oder Stimmklang. Aufmerksam werden wir vielleicht erst dann wieder, wenn sich etwa durch eine Fehlhaltung Rückenschmerzen entwickelt haben.

Um den Eltern die stimmlichen Qualitäten auch im Alltag wieder bewusst zu machen, werden sie in der Elternberatung zunächst auf die unterschiedlichen stimmlichen Qualitäten aufmerksam gemacht. Dadurch sollen sie zukünftig die Stimme ihres Kindes besser einschätzen lernen und sich über ihren eigenen Stimmgebrauch klar werden, sodass sie ihr eigenes stimmliches Fehlverhalten aufdecken und erkennen können. Dies geschieht über die stimmliche Fremdwahrnehmung (Phase 1) und die stimmliche Eigenwahrnehmung (Phase 2).

Phase 1: Stimmliche Fremdwahrnehmung

Als erstes erstellt die Therapeutin mit den Eltern eine Liste von stimmbeschreibenden Attributen wie „laut“, „leise“, „flüsternd“, „verhaucht“, „ruhig“, „hektisch“, „tief“, „hoch“, „männlich“, „weiblich“, „jugendlich“, „alt“, „krank“, „kraftvoll“, „schwach“, „dünn“, „brüchig“, „klar“, „unverständlich“, „angenehm“, „unangenehm“, „freundlich“, „weich“, „hart“, „gepresst“, „heiser“, „rau“, „belegt“, „kratzig“, „knarrend“ usw.

In dieser Phase lassen sich fachspezifische Begrifflichkeiten einführen, die bei der folgenden Erforschung von unterschiedlichen Stimmen hilfreich sein können. Als Hilfestellung bei der Zusammenstellung der möglichen Stimmeigenschaften kann die Therapeutin Oberbegriffe wie „Sprechtempo“, „Stimmklang“, „Stimmstärke“, „Stimmvolumen“, „Stimmwirkung“, „Atmung“ und Ähnliches vorgeben.

Indem die Therapeutin anfangs fremde Stimmen analysieren lässt, führt sie die Eltern schrittweise an das Bewusstmachen von Stimmen heran. Dies geschieht anhand von Aufnahmen, die die Therapeutin im Laufe ihrer Berufstätigkeit selbst aufgenommen oder im Fachhandel erworben hat. Durchaus reizvoll ist es, wenn die Therapeutin beim mehrmaligen Vorlesen eines Lesetextes die unterschiedlichen Stimmqualitäten herausarbeitet und anhand des folgenden Arbeitsblattes mit den Eltern bespricht (siehe Arbeitsblatt 3). Der Vorteil dieser Variante ist, dass die Therapeutin gezielt die stimmlichen Feinheiten herausheben kann, die für das zu beratende Elternpaar von Relevanz sind. Zudem fällt der direkte Vergleich anhand desselben Lesetextes leichter.

Kinder orientieren sich an ihren Eltern. Deshalb haben Eltern eine nachhaltige und sehr einflussreiche Vorbildfunktion. Die Eltern lehren ihr Kind durch ihr stimmliches Vorbild, mit seiner Stimme in unterschiedlichen Situationen umzugehen. Es kann zu keinem verbesserten Stimmgebrauch des Kindes kommen, wenn die Eltern Sinn und Zweck eines korrekten Stimmgebrauchs zwar verstanden haben, ihn selbst aber nicht umsetzen und einhalten. Kinder werden in der Regel durch

Arbeitsblatt: Eigene Stimmbetrachtung

Wie würden Sie Ihre eigene Stimme beschreiben?

____

Gibt es Situationen, in denen Sie Ihre Stimme verändert einsetzen? Wenn ja, wann und wie?

____

Wie beschreiben Sie Ihre Stimme, nachdem Sie sich selbst (Aufnahme) gehört haben?

____

Wie schätzen Sie folgende Bereiche ein?

Sprechtempo: ____________________________

Stimmklang: ____________________________

Stimmstärke: ____________________________

Welche Wirkung, glauben Sie, hinterlässt Ihre Stimme auf Zuhörer?

____

Welches stimmliche Vorbild sollte Ihr Kind von Ihnen übernehmen und welches nicht?

____

Arbeitsblatt 4: Eigene Stimmbetrachtung

das positive elterliche Vorbild mehr angespornt als durch Verbote, Strafen und/oder Zwänge. Die Therapeutin sollte die Eltern hierauf ausdrücklich hinweisen und sie ermutigen, den durch ihr Kind vorgehaltenen Spiegel als Chance zu sehen, sich kritisch zu betrachten und zu wandeln.

Im Elterngespräch bittet die Therapeutin in einem zweiten Schritt jedes Elternteil, die eigene Stimme selbst zu beschreiben. Dabei soll herausgearbeitet werden, wie die Eltern ihre Stimme in unterschiedlichen Situationen wie zum Beispiel bei „Streit“, „Freude“, „Trauer“, „Wut“ einsetzen bzw. gebrauchen. Im Anschluss daran lässt die Therapeutin Mutter und Vater gesondert voneinander einen Text laut vorlesen und fertigt eine Aufnahme an. Diese Aufzeichnungen werden gemeinsam angehört und analysiert. Die Eltern erhalten dadurch die Gelegenheit, gemeinsam mit der Therapeutin fachkundig und sachlich die kritischen Bereiche der eigenen Stimmgebung aufzudecken. Erst durch Wahrnehmung und Bewertung kann der Grundstein für eine Verhaltensänderung gelegt werden. Der Analysebogen zur eigenen Stimmbetrachtung hilft den Eltern, über ihre eigene Stimmgebung zu reflektieren (siehe Arbeitsblatt 4).

Es kann sinnvoll sein, den Eltern bis zur kommenden Elternberatungssitzung Beobachtungsaufgaben zu stellen. Diese können wie folgt aussehen:

- Stimmanalyse von bekannten Persönlichkeiten (z. B.: Verona Pooth, Marcel Reich-Ranicki, Jogi Löw, alte Aufnahmen von Dr. Markus Merk etc.),
- Stimmanalyse von Kinderfiguren (z. B. Alf, Pumuckl, Patrick von SpongeBob, Figuren aus Disneyfilmen etc.),
- Stimmanalyse von Freunden und Bekannten,
- eigene Stimmanalyse in unterschiedlichen Situationen.

Die Eltern sollten ihre Feststellungen stichpunktartig aufschreiben. Zu Beginn der Folgesitzung tauschen sich die Eltern und die Therapeutin kurz darüber aus und fassen die Ergebnisse zusammen. So kann optimal an die Themen der Vorstunde angeknüpft werden.

Stimmhygiene

Unter Stimmhygiene verstehen wir die Entwöhnung des negativen und dadurch schädigenden Stimmgebrauchs. Dies betrifft Eltern mit schlechtem Stimmvorbild ebenso wie das betroffene Kind.

Um neue Verhaltensmuster einzuführen, bedarf es viel Disziplin und Durchhaltevermögen. Erst nach mindestens 1000facher korrekter Umsetzung festigen sich Neuerungen und alte Muster werden allmählich durch neue ersetzt. Aus diesem Grund sollte die Einführung der Stimmhygieneregeln bereits zu einem frühen Zeitpunkt der Elternberatung beginnen und in den Folgesitzungen immer wieder Thema sein. Die Einhaltung der Stimmhygiene kann so von der Therapeutin über einen längeren Zeitraum überprüft werden und die Eltern erhalten Gelegenheit, die bei der alltäglichen Anwendung auftretenden Schwierigkeiten mit der Therapeutin zu besprechen.

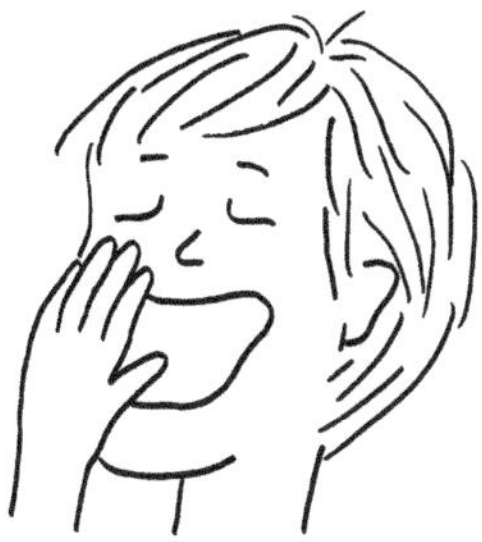

Abb. 8: Gähn-Gesicht

Um im Alltag immer wieder an die Einhaltung der Stimmhygieneregeln erinnert zu werden, regt die Therapeutin die Eltern an, sich z. B. zu Hause, am Arbeitsplatz, im Auto usw. Erinnerungspunkte wie etwa große, rote Ausrufezeichen oder „Gähn-Gesichter" an gut sichtbaren Stellen aufzuhängen (siehe Abb. 8). Für das zu therapierende Kind ist es motivierend zu erkennen, dass auch die Eltern Hausaufgaben erhalten und aktiv an der Einhaltung neuer, wohltuender Regeln arbeiten.

Zunächst werden die Eltern grundsätzlich über stimmschädigende Faktoren und deren Wirkung informiert (siehe Informationsblatt zur Stimmhygiene).

Anschließend wird an der aktiven Umsetzung der einzelnen Punkte gearbeitet. Dies schließt das praktische Ausprobieren und Üben unter Anleitung der Therapeutin ein. Da das betroffene Kind anhand eines guten Stimmvorbildes der Eltern lernen soll, bietet es sich an, die Eltern an Kindertexten üben zu lassen, welche sie ihrem Kind zu Hause vorlesen. Die Eltern werden gebeten, zu den Beratungsstunden entsprechende Texte wie z. B. Fingerspieltexte, Kinderverse, Märchen oder Kurzgeschichten von zu Hause mitzubringen. Die Therapeutin nimmt die Eltern beim Vorlesen der Texte auf und lässt sie ihr Stimmvorbild selbst unter die Lupe nehmen. So werden die Eltern angeleitet, eigenständig und kritisch auf die Stimmgebung zu achten. Aufnahmen mit gutem Stimmvorbild können dem Kind mitgebracht werden.

Grundsätzlich kann ein Stimmvorbild-Training keine Stimmtherapie ersetzen. Sollte bei Eltern ebenfalls eine Stimmstörung vorliegen, liegt die Zielsetzung der Therapeutin darin, die Eltern dazu zu bewegen, sich selbst einer vom Kind unabhängigen Stimmtherapie zu unterziehen.

Informationsblatt zur Stimmhygiene

Folgende Ratschläge wirken bei konsequenter Anwendung stimmschonend und sollten nicht nur von Betroffenen mit akuten Stimmstörungen beachtet werden. Treten trotz Einhaltung der Stimmhygiene Beschwerden bei der Stimmgebung auf, sollte die betroffene Person eine Fachkraft aufsuchen.

Regel	*Begründung*
Nicht flüstern! Auch nicht bei Heiserkeit.	Unphysiologische und starke muskuläre Beanspruchung der Stimmlippen, die keine Stimmschonung darstellt.
Möglichst wenig bzw. nicht zu lange ohne Unterbrechung reden und mit normal lauter Stimme sprechen.	Langes und lautes Reden belastet die Stimmlippen unnötig.
Bei Räusperzwang nicht räuspern, sondern husten oder auf „m" abklopfen. Außerdem ist ein Schluck Wasser stets hilfreich. Selbst trockene Schluckbewegungen leisten gute Dienste.	Räusperzwang entsteht durch starke Schleimansammlung auf den Stimmlippen. Beim Räuspern wird jedoch ein enorm hoher Druck auf den schlaffen, nicht gespannten Stimmlippen aufgebaut und sie werden schonungslos aufeinander geschlagen. Dies wiederum regt die Schleimneubildung an (Teufelskreis). Außerdem besteht die Gefahr einer zusätzlichen Stimmlippenschädigung.
Bei anhaltendem Hustenreiz Hustenbekämpfung und einen Arzt aufsuchen! Dies gilt auch bei andauernder Erkältung von mehr als 14 Tagen.	Husten stellt auf Dauer auch eine Stimmbelastung dar.
Nebengeräusche ausschalten. Allgemeinen Lärmpegel reduzieren, z. B. Radio beim Autofahren auslassen, die Fahrgeräusche sind laut und störend genug.	Gegen Lärm und Krach anzusprechen, wirkt stimmbelastend und ist außerdem ein „Kommunikationskiller".

Schreisituationen vermeiden, aber nicht verbieten, z. B.: – alternative Konfliktlösung suchen, – lieber pfeifen statt zurufen, z. B. weit entfernten Personen.	Die zu starke Anstrengung durch einen übermäßig lauten Stimmgebrauch kann eine Pressstimme verursachen.
Langsam und ruhig sprechen. Rechtzeitig Sprechpausen zur Einatmung einhalten!	Zu schnelles, pausenloses Sprechen verursacht Schnappatmung bzw. Atemschwierigkeiten. Dies kann zu einer Pressstimme führen.
Nicht zu laut singen! Zu hohe oder tiefe Töne weglassen oder statt zu singen Rhythmus mitklatschen bzw. auf den Einsatz von Instrumenten zurückgreifen.	Der Stimmumfang des Kindes sollte eingehalten und nicht vollständig ausgereizt werden, da sonst eine Pressstimme hervorgerufen werden kann.
Großzügiges Gähnen!	Bewirkt eine Weitung des Rachenraumes, Senkung des Kehlkopfes und wirkt insgesamt entspannend und somit wohltuend.
Keine stark gewürzten Speisen!	Dies reizt die empfindlichen Schleimhäute der Stimmlippen unnötig.
Bonbons lutschen oder Kaugummi kauen!	Dies regt den Speichelfluss an und dient der Befeuchtung der Schleimhäute.
Scharfe Bonbons mit Menthol, Kampfer, Kamille u. Ä. verschmähen.	Trocknet die Schleimhäute zu stark aus.
Keine kalten Getränke, aber viel trinken!	Flüssigkeit hält die Schleimhäute feucht und macht sie geschmeidig.
Aufenthalt in Räumen mit hoher Luftfeuchtigkeit (min. 50 %) und nicht über 18° C bis 20° C.	Dies unterstützt die Befeuchtung der Schleimhäute.
Nicht in Gegenwart des Kindes rauchen.	Auch Passiv-Rauchen greift die Schleimhäute massiv an und führt zu dauerhaften Veränderungen der oberen Zellschicht.

Lärmpegelreduzierung

Durch den Gebrauch von Maschinen und Geräten, die wir im Alltag ständig benutzen, z. B. Staubsauger, Spülmaschine, Trockner, wächst der Geräuschpegel, dem wir permanent ausgesetzt sind. Nicht nur Jugendliche hören außerdem gerne laut Musik oder sehen fern. Ob zu Hause, beim Einkaufen im Supermarkt oder in der Schule – oft sind wir gezwungen, gegen den bestehenden Lärm und die anhaltende Nebengeräuschbelastung anzusprechen. Dies verlangt viel Stimmstärke und kann letztlich zu einer Stimmschwäche führen.

Die Eltern sollten die im häuslichen Umfeld bestehenden Schallquellen ausfindig machen und die Möglichkeiten der Reduzierung mit der Therapeutin besprechen. Ideenbörse:

- Fenster schließen, wenn Störgeräusche von draußen ins Haus dringen,
- Fernseher und Radio nur anschalten, wenn aktiv und bewusst zugehört wird,
- Spül-, Waschmaschine etc. nachts laufen lassen,
- Erholungspausen für Ohren und Stimme z. B. mittels folgender häuslicher Übung schaffen.

Lauschübung

Gemeinsam mit dem Kind schalten die Eltern alle Schallquellen aus. Anschließend suchen sich Eltern und Kind ein kuscheliges Plätzchen und beginnen, ihre „Ohren zu spitzen“, um zu lauschen. Nun geht es darum herauszufinden, was man hören kann, obwohl es vermeintlich still scheint. Eltern und Kind berichten sich gegenseitig, was ihnen „zu Ohren kommt“ und genießen die Ruhe.

4.3 Modelle zur Verbesserung des Kommunikationsverhaltens

In der Kommunikation erhalten Gesprächspartner gleichzeitig über den Inhalt der Worte, die Sprache des Körpers und den Klang der Stimme Informationen über die Intention des Sprechers. Im ausgeglichenen Zustand sind diese drei Ausdrucksmöglichkeiten miteinander kongruent.

Da es Kindern an verbaler Gewandtheit mangelt, fällt es ihnen schwer, sich argumentativ auszudrücken bzw. zu behaupten. Stattdessen beginnen sie, in Konfliktsituationen z. B. zu weinen, handgreiflich zu werden oder sich mittels Lautstärke Gehör und Respekt zu ver-

Arbeitsblatt: Kommunikation

Wenn wir miteinander sprechen, drücken wir uns gleichzeitig mittels Körpersprache, Stimmklang und Inhalt unserer Worte aus:

KÖRPER	STIMME	SPRACHE

Stehen die drei Ausdrucksmöglichkeiten bei Ihrem Kind im Gleichgewicht oder bevorzugt es einen Bereich? Wenn ja, welchen, und wie gestaltet sich dies?

____

____

Für wie sprachgewandt halten Sie Ihr Kind? Ist es in der Lage, sich argumentativ durchzusetzen?

____

Mit welcher Strategie kommt Ihr Kind in Konfliktsituationen am ehesten zum Erfolg?

____

Welche Konflikte treten immer wieder auf?

____

____

Mit welchen Personen gerät Ihr Kind immer wieder in Konflikte?

____

Beschreiben Sie eine typische Konflikt- bzw. Gesprächssituation:

____

____

Arbeitsblatt 5: Kommunikation

schaffen. Vor allen Dingen stimmauffällige Kinder neigen dazu, sich quasi ohne Worte mitzuteilen, indem sie mittels Körpersprache und/oder Stimmgewalt zu verstehen geben, dass etwas nicht stimmt. Deshalb tut die Therapeutin gut daran, sich die Kommunikations- und Konfliktfähigkeit des Kindes anhand der Fragestellungen in Arbeitsblatt 5 von den Eltern schildern zu lassen. Es ist genauso interessant und wichtig, über das Kommunikationsverhalten der Eltern zu sprechen und in Erfahrung zu bringen, in welchen Bereichen sie zukünftig für mehr Ausgeglichenheit in Konfliktsituationen innerhalb der Familie sorgen können. Das gute elterliche Vorbild ist der erste Schritt zur Lösung und Verbesserung alter und unzureichender Verhaltensmuster der Kinder.

Argumentieren statt Schreien

Zeigt sich in der Auswertung von Arbeitsblatt 5 über Kommunikation, dass sich das betroffene Kind vornehmlich stimmlich behauptet und Konflikte durch den Einsatz von Lautstärke zu lösen versucht, sollte den Eltern geraten werden, dem Kind zunächst einmal das Schreien nicht zu verbieten. Für das Kind stellt das Schreien die bislang einzige Lösungsstrategie in Konfliktsituationen dar. Wird ihm dies durch ein Verbot genommen, ohne dass es wirksame Alternativen angeboten bekommt, gerät es in eine Sackgasse. Das heißt, das Verbot trägt letztlich dazu bei, dass der innere Druck und das Aggressionspotenzial des Kindes steigen.

Stattdessen sollten die Eltern Wünsche des Kindes, die in einer zu großen Lautstärke vorgebracht werden, vorerst ignorieren. Demzufolge findet das Geschrei des Kindes bei den Eltern keine Beachtung mehr. Die Eltern erfüllen weder den Wunsch des Kindes, noch sprechen sie eine Ermahnung aus. Das Kind erfährt, dass der Einsatz von Lautstärke in keiner Weise Wirkung erzeugt.

Außerdem sollten die Eltern ihrem schreienden Kind nicht mit ebenfalls lauter Stimme begegnen. Es ist wirksamer, umso leiser zu werden, umso lauter das Kind spricht. Innerhalb eines Rollenspiels trainieren die Eltern, dem Geschrei des Kindes auch mit Gelassenheit zu begegnen und dem Kind dadurch das Gefühl zu geben, dass sie sein Schreien hören, akzeptieren und ertragen können. Dem Kind gegenüber können die Eltern dies auch verbalisieren, indem sie z. B. ruhig und freundlich, ohne Sarkasmus, erwidern: „Ich höre, dass du jetzt ganz laut schreist. Ich halte das aus.“ Die Eltern spiegeln dadurch dem Kind die augenblickliche Situation und gehen so auf das Kind ein, ohne jedoch dem Druck nachzugeben oder das Geschrei so schnell wie möglich zu beenden, indem sie sich dem Wunsch des Kindes beugen. Dem Kind wird dadurch klar, dass es mittels Lautstärkeeinsatz keine Macht über seine Eltern erhält.

Innerhalb der Beratungsstunde lernen die Eltern auch, sich argumentativ auseinander zu setzen: Als erstes richtet die Therapeutin Fragen an die Eltern, die diese zunächst beantworten und anschließend begründen müssen. Zum Beispiel: „Welches Auto fahren Sie?“ – „Einen Audi!“ – „Warum fahren Sie einen Audi?“. Diese Art des Nachfragens vermittelt zum einen Interesse am Gesprächspartner und fordert zum Nachdenken oder auch zum Argumentieren auf.

Die Eltern erhalten die Aufgabe, sich vor dem Kind immer wieder gegenseitig Warum-Fragen zu stellen. Auf diese Weise leben sie dem Kind stressfreies und spielerisches Begründen anschaulich vor. Nach einer Weile des elterlichen Praktizierens kann es sinnvoll sein, auch an das Kind Warum-Fragen zu richten. So sagt der Sohn beiläufig: „Ich mach’ jetzt meine Hausaufgaben!“ Die Mutter fragt nach dem Warum und vielleicht etwas irritiert antwortet der Sohn: „Na, damit ich dann zum Spielen rausgehen kann!“

Außerdem werden die Eltern aufgefordert, in der Folgezeit ihrem argumentativ schwachen Kind besonders viel Aufmerksamkeit zu schenken. Dies geschieht, sobald das Kind eine Begründung liefert, sich und sein Verhalten bzw. seine Handlungsweise rechtfertigt oder auf Geschrei verzichtet und angemessen laut spricht. Dieses Vorgehen nennt sich „positives Verstärken“, da das Kind in seinem Verhalten bestärkt wird.

Positives Verstärken

Viele Sätze, die Eltern selbst als Kinder von ihren eigenen Eltern zu hören bekamen, geben sie als Mutter oder Vater unbedacht an ihre Kinder weiter. Beispiele hierfür sind:

„Das kannst du nicht!“
„Das machst du falsch!“
„Dafür bist du noch zu klein!“

Mit Sätzen wie diesen wird dem Kind suggeriert, dass es unfähig ist und Fehler begeht. Solche Sätze schwächen das Kind und es beginnt an sich selbst zu zweifeln.

Wir neigen dazu, Negatives durch die Macht der Wörter zu verstärken, indem wir sprachlich das kommentieren, was wir eigentlich ablehnen, wie etwa der Satz: „Immer schmeißt du deine Jacke in die Ecke!“

Dadurch wird die Aufmerksamkeit auf den bestehenden, unzufrieden machenden Zustand gerichtet, und das Lösen alter, ungünstiger Muster behindert. Es ist viel sinnvoller, das zu betonen, was erwartet wird bzw. erwünscht ist, wie z. B.: „Ich finde es schöner, wenn du die Jacke an den Haken hängst!". Außerdem sollten Kinder durch überzeugte Sätze wie: „Das schaffst du schon!" oder „Ich weiß, dass du dein Bestes gibst!" nachhaltig gestärkt und ihnen Durchhaltevermögen und Selbstsicherheit verliehen werden. Die meisten Entmutigungen erfolgen ungewollt und unbewusst. Es ist notwendig, aufmerksamer und bewusster mit Worten umgehen zu lernen und einen Umdenkungsprozess einzuleiten.

Aus diesem Grund werden die Eltern gebeten, zukünftig ihre Sinne für entmutigende, negative Redensarten zu öffnen, indem sie sich zu Hause beobachten und darauf achten, welche Sätze ihnen unreflektiert im Alltag über die Lippen kommen. Während der Elternberatungssitzung sammelt die Therapeutin mit den Eltern positive und ermutigende Sätze wie z. B. „Das hast du gut gemacht!", „Deine Stimme klingt gerade sehr angenehm!", „Du spricht angenehm laut! So höre ich dir gerne zu!", die die Eltern an ihr Kind richten können.

Die Eltern erfahren die wohltuende Wirkung und Macht eines positiven Wortes am ehesten, wenn ihnen dieses Geschenk selbst zuteil wird: Die Therapeutin formuliert für Mutter und Vater jeweils einen ermutigenden Satz wie etwa „Es macht es für mich leichter, Ihrem Sohn zu helfen, da ich spüre wie engagiert Sie mitarbeiten!" oder „Es bereitet mir Freude, mit Ihnen zu arbeiten!".

Anschließend werden die Eltern aufgefordert, sich gegenseitig freundlichen Zuspruch zu geben.

Familienkonstellation

Die Familie ist ein Ort, der Anlass zu vielen Konfliktsituationen gibt. Konflikte treten zwischen den Elternteilen, zwischen Eltern und Kindern oder unter Geschwistern auf. Welchen Platz die Kinder innerhalb der Familie eingenommen haben, ist nicht nur für die persönliche Lebensgeschichte, sondern auch für die Konfliktbewältigung von bedeutendem Einfluss. Jedes Kind hat eine andere Ausgangssituation, ob es als Einzelkind, ältestes Kind, „Sandwichkind" oder jüngstes Kind heranwächst. Es findet jeweils ein anderes soziales Familienumfeld vor und übernimmt damit eine andere Rolle innerhalb der Familie. Dementsprechend unterschiedlich sind die Kinder und ihre Bedürfnisse. Bei der Erziehung ihrer Kinder streben die Eltern häufig nach Gerechtigkeit. Sie wollen jedes Kind gleich behandeln und erwarten bei allen Kindern die gleiche Wirkung. Stattdessen ist es jedoch notwendig, Unterschiede, Stärken und Schwächen, Veranlagungen und Bedürfnisse eines jeden Kindes zu erkunden und sich dementsprechend zu verhalten, um jedem einzelnen als Individuum gerecht zu werden.

Im Folgenden sind Hinweise über die unterschiedlichen Situationen von Kindern in Bezug auf die Geschwisterreihe aufgeführt. Die Kenntnis über die Einflüsse, die die Geschwisterposition innehält, soll den Eltern helfen, die Welt aus Sicht des jeweiligen Kindes zu sehen, damit sie eine Vorstellung davon bekommen, welche Einstellung das Kind zu sich hat und wie es über andere denkt.

Ältestes Kind:

- will das erste und beste sein und bleiben,
- ist bestimmend, kritisch und ehrgeizig,
- strebt nach Vollkommenheit, Ordnung und Kontrolle,
- ist verantwortungsvoll und selbstständig,
- wird oft überfordert,
- muss Konflikte mit seinen Eltern, die meist deutlich konsequenter und strenger sind als bei den jüngeren Geschwistern, selbst austragen und ausfechten,
- muss seine Führungsposition in Konkurrenzkämpfen mit Geschwistern behaupten.

So können Eltern ihrem ältesten Kind helfen:

- dem Kind signalisieren, dass es so, wie es ist, d. h. mit all seinen Stärken und vor allen Dingen seinen Schwächen, geliebt und voll akzeptiert wird,
- sich selbst unvollkommen und nicht fehlerlos zeigen, ohne sich dabei zu kritisieren,
- das Kind nicht zum Vorbild für die jüngeren Kinder machen und/oder an seine Vernunft und Rücksichtnahme appellieren,
- nicht nur den jüngeren Kindern zu Hilfe eilen, sondern auch dem älteren Kind elterliche Unterstützung zukommen lassen.

Einzelkind:

- fühlt sich als etwas Besonderes,
- ist eigennützig und braucht viel Zeit für sich selbst,
- genießt es, im Mittelpunkt zu stehen,
- ist äußerst selbstständig und verantwortungsvoll,
- wirkt älter und reifer als Gleichaltrige,
- steht in Konkurrenz mit dem gleichgeschlechtlichen Elternteil und fühlt sich für die Geschehnisse zwischen Vater und Mutter verantwortlich.

So können Eltern ihrem einzigen Kind helfen:

- Kontakte zu gleichaltrigen Kindern pflegen,
- Kind nicht zwischen Mutter und Vater treten lassen.

Jüngstes Kind:

- ist der Sonnenschein und Schauspieler der Familie,
- stellt andere wortlos in seinen Dienst und versucht, zu manipulieren,
- zeigt geringere sprachliche Kompetenz als die älteren Geschwister,
- ist bequem und kann sich nicht entscheiden,
- orientiert sich an älteren Geschwistern und setzt sich unter Druck, weil es die Älteren einholen will,
- fühlt sich nicht ernst genommen.

So können Eltern ihrem jüngsten Kind helfen:

- Verantwortung übergeben,
- Arbeiten selbstständig zu Ende führen lassen,
- Entscheidungen selbst treffen lassen,
- dafür sorgen, dass es ausreden darf.

„Sandwichkind":

- ist Vermittler und tritt für Recht und Fairness ein,
- kämpft um die eigene Position,
- fühlt sich ungerecht behandelt und hat es in doppelter Hinsicht schwer: Entweder ist es „schon zu groß" oder „noch zu klein".

So können Eltern ihrem mittleren Kind helfen:

- nicht an den Maßstäben des älteren oder jüngeren Kindes messen, sondern eine Richtschnur nur für das mittlere Kind finden und anwenden.

Jede Geschwisterposition schließt Vor- und Nachteile ein. Allerdings kann aus einem Vorteil auch ein Nachteil entstehen, wenn z. B. die Vorteile zügellos ausgenutzt werden.

> **Beispiel 1:** *Die älteste Tochter der Familie Y strebt stets das Optimum an und lernt für die Schule überdurchschnittlich viel. Innerhalb der Familie wird ihr durch ihren schulischen Erfolg Lob und Anerkennung gezollt. Sie ist fleißig und gewissenhaft. Die Eltern können sich auf sie verlassen, und sie können ihr Aufgaben zutragen, mit denen ihre gleichaltrigen Freundinnen noch längst nicht beauftragt werden. Jedoch ist sie eine verbis-*

sene Arbeiterin. Kurz vor Weihnachten bastelt sie eines Nachmittags die Weihnachtsdekoration für den Familientannenbaum. Dazu hat sie sich Bastelbücher aus der Bücherei ausgeliehen und das entsprechende Bastelmaterial im Bastelladen besorgt. Fröhlich beginnt sie Strohsterne zu basteln, doch die Sterne gelingen nicht wie erwartet. Sie beginnt innerlich zu „kochen" und ihre Finger verkrampfen sich beim Festhalten der feinen Strohsterne immer mehr. Ihre Mutter beobachtet dies, will sie aufmuntern und loben. Sie stellt ihrer Tochter Plätzchen hin und rät ihr, eine Pause zu machen. Doch als Reaktion erntet die Mutter ein tobendes, tief enttäuschtes: „Ich muss jetzt alle Sterne noch mal machen. Die da sind ja alle schief und krumm. Ich hab jetzt keine Zeit, deine Plätzchen zu essen! Lass mich. Du störst!" Dabei klingt ihre Stimme angespannt und knarrend.

Beispiel 2: *Das jüngste Kind von Familie X kommt mühelos durchs Leben: Papa findet die Kleine mit ihrem süßen Lächeln so zauberhaft, dass er ihr jeden Wunsch von den Augen abliest. Die Mutter eilt ihr sofort zur Hilfe, wenn sie sich etwa schnell anziehen muss, damit sie den Bus zur Schule nicht verpasst. Und beim Basteln ihrer Geburtstagseinladungen für ihre Freunde nimmt ihr ihre große Schwester das Schreiben des Einladungstextes ab.*

Ihrer älteren Schwester gegenüber ist sie sprachlich unterlegen. Als die Kinder Bilder für den Geburtstag der Oma malen, behauptet die Große, ihr Bild wäre schöner und werde der Oma besser gefallen. Die Kleine tobt, wirft die Stifte in die Ecke und fängt an, wütend zu schreien. Sie brüllt so lange, bis der Vater schließlich ins Zimmer kommt und ihr Bild fertig malt.

Sich mittels Stimmgewalt Gehör zu verschaffen, um seine Interessen durchzusetzen, ist eine Strategie, die durchaus stimmschädigend wirken kann. Die eigentliche Ursache für diese Art der Auseinandersetzung ist jedoch im Ungleichgewicht des Familiensystems zu suchen. An der Beseitigung dessen muss gearbeitet werden. Lediglich das Schreien zu verbieten, ist keine Lösung des eigentlich vorliegenden Grundproblems. In Beispiel 2 wäre es sinnvoll, beide Kinder spüren zu lassen, dass sie so, wie sie sind, gut genug sind und jedes in seiner Verschiedenheit geliebt wird. Für die Jüngste wäre es wichtig, ihr zu mehr Mut zu eigenständigem Handeln zu verhelfen, indem die Eltern ihr bewusst mehr Verantwortung übertragen. Dies wäre auch für den Rest der Familie eine Erleichterung, die sich unablässig in den Dienst der Jüngsten stellt, damit diese Erfolge feiern kann.

Oft sehen sich die Eltern in Streitsituationen zwischen Geschwistern genötigt, sich einzumischen. Kinder lösen ihre Probleme durchaus allein, und Eltern können sich heraushalten. Eingegriffen werden sollte nur dann, wenn sich ein Kind ständig unterwerfen muss und/oder Kinder so handgreiflich werden, dass jemand verletzt werden könnte.

Ich-Botschaften

Kommunikationsfähigkeit und Konfliktbereitschaft bedeutet, dass Situationen sofort situationsbezogen geklärt werden, keine Angst vor Konfrontation und Ärger besteht und sachlich diskutiert werden kann. Wird Ärger geschluckt, potenzieren sich alle negativen Gedanken und Gefühle und es kommt schneller zur Eskalation. Meist geschieht dies in Situationen, die eigentlich relativ einfach zu lösen wären.

Arbeitsblatt: ICH-Botschaften

Bitte notieren Sie Ihre Beobachtungen beim Einsatz von ICH-Botschaften:

____

Wann/in welcher Situation haben Sie eine ICH-Botschaft eingesetzt?

____

Wie fühlten Sie sich dabei?

____

Welche Reaktion folgte auf die ICH-Botschaft?

____

Arbeitsblatt 6: ICH-Botschaften

STETER TROPFEN HÖHLT DEN STEIN!
DER LETZTE TROPFEN BRINGT DAS FASS ZUM ÜBERLAUFEN!

Jeder Mensch hat seine eigene Wirklichkeit. Gerade in Konfliktsituationen ist es hilfreich, die eigene Meinung, eigene Gefühle und Gedanken so auszudrücken, dass sie sich eindeutig auf sich selbst beziehen und nicht dazu führen, dass sich der Gesprächspartner angegriffen fühlt. Dadurch signalisiert man Toleranz und vertritt trotzdem seinen eigenen Standpunkt. Eine sachlichere Diskussion wird möglich und Schreisituationen, die die Stimme belasten, reduzieren sich. Dies kann mittels der so genannten Ich-Botschaft erreicht werden. Diese Methode bietet die Möglichkeit, einen „Vertrag zu schließen", d. h. sich abzusprechen, um sich Freiräume zu schaffen und sich gegenseitig gerecht zu werden. Folgendes Beispiel soll dies verdeutlichen:

Während sich Mutter und Vater unterhalten, tritt das Kind dazwischen und will etwas berichten. Beide ignorieren das Kind und führen ihre Unterhaltung fort. Dadurch fühlt sich das Kind missachtet und hat das Gefühl, sich die Aufmerksamkeit seiner Eltern erkämpfen zu müssen, ggf. durch Schreien.
Anders beim Einsatz einer Ich–Botschaft der Eltern an das Kind: „Wir haben gerade etwas Wichtiges zu besprechen. Warte noch einen Augenblick, dann haben wir Zeit, um dir zuzuhören." Das Kind erkennt, dass die Eltern es wahrgenommen haben und sie sich ihm in Kürze uneingeschränkt widmen werden. Die Situation ist für beide Parteien entspannt, da jeder weiß, wo er steht und was er zu erwarten hat.

In den Elternberatungsstunden bittet die Therapeutin die Eltern, bis zur nächsten Elternberatungssitzung den Einsatz von Ich-Botschaften zu üben und auf dem Arbeitsblatt ihre Beobachtungen dazu aufzuschreiben.

Aktives Zuhören

Durch die Methode des aktiven Zuhörens vermittelt man dem Kind in der Gesprächssituation, dass ihm und seiner Sache Aufmerksamkeit und Interesse entgegengebracht wird.

Grundsätzlich kann in zwei Arten des Zuhörens unterteilt werden: das zugewandte und das unaufmerksame bzw. hemmende Zuhören. Welche unterschiedliche Wirkung das Zuhörverhalten auf den Spre-

Arbeitsblatt: Zuhörverhalten

Bitte tragen Sie Ihre Beobachtungen hier ein:

	Zuhörer ist: zugewandt und interessiert	Zuhörer ist: abgelenkt und teilnahmslos
Wie verhält sich der Zuhörer?		
Wie fühlen Sie sich?		
Was denken Sie?		
Wie verhalten Sie sich?		

Arbeitsblatt 7: Zuhörerverhalten

cher hat, erfahren die Eltern hautnah, indem die Therapeutin einer Schilderung von ihnen, wie z. B. eines schönen Erlebnisses mit ihrem Kind, erst zugewandt, aufmerksam und interessiert und anschließend abgelenkt und teilnahmslos zuhört. Die dabei gemachten Erfahrungen tragen die Eltern in folgendes Arbeitsblatt ein und werten mit der Therapeutin die vorangegangene Gesprächssituation aus (siehe Arbeitsblatt 7).

Durch die Checkliste finden die Eltern heraus, welche Aspekte das Vortragen unangenehm und welche es angenehm für den Sprecher machen. Folgende Tabelle zeigt Beispiele hierfür:

Angenehme Aspekte	*Unangenehme Aspekte*
Aufmerksamkeitssignale wie „mhm“, „ja“ etc.	Dem Sprecher keine Rückmeldung oder Bestätigung zu dem Gesagten geben.
Offene Fragestellungen, die dem Erzähler die Möglichkeit geben, ausführlich zu berichten.	Enge Fragestellungen, auf die der Erzähler z. B. nur mit „ja“ oder „nein“ antworten kann.
Eine dem Sprechenden zugewandte Körperhaltung.	Eine abweisende Körperhaltung.
Direkter Blickkontakt.	Kein bzw. wenig Blickkontakt.
Zustimmende Mimik und Gestik wie z. B. Nicken; sich zum Sprechenden hinbeugen.	Während des Zuhörens mit Gegenständen hantieren bzw. sich anderweitig beschäftigen.

Allgemeine Hinweise zur Elternberatung

Generell wollen wir hier nicht festsetzen, wie viele Elternberatungstermine in welchen Abständen vereinbart und durchgeführt werden sollten. Die behandelnde Therapeutin wägt dies am besten von Fall zu Fall und stets im Verlauf einer jeden Behandlung ab. Innerhalb einer Behandlung können sich durchaus immer wieder neue Kriterien ergeben, die ein oder mehrere weitere Elterngespräche rechtfertigen. Wir möchten hier nochmals ausdrücklich darauf hinweisen, dass die Intensität der Elternberatung wesentlich den Erfolg der Kindertherapie mitbestimmt.

Werden im Lauf der Elternberatung grundlegende Erziehungs- und / oder Familienprobleme aufgedeckt oder spielen tiefe soziale oder psychische Konflikte in das Ursachengeflecht mit hinein, ist die Therapeutin angewiesen, die Eltern zu einer entsprechenden Beratungsstelle weiterzuleiten, damit ihnen dort fachkundige Hilfe angeboten wird. Dies überschreitet die Kompetenz der sprachtherapeutischen Arbeit.

5 Atem- und Stimmfunktion – Stimmhygiene: So wird meine Stimme schöner

Kinder sind von Natur aus wissbegierig, und speziell im Alter zwischen sechs und zwölf Jahren ist das Interesse an den Abläufen des Körpers groß. Diesen Wissensdurst der Kinder wollen wir nutzen, um dem stimmgestörten Kind gleich zu Beginn der Therapie die anatomischen und physiologischen Gegebenheiten seiner Atmung und Stimme nahe zu bringen, damit es den Sinn für Stimmhygiene und den therapeutischer Übungen überhaupt verstehen und begreifen kann (Abb. 5 und 6). Dies kann z. B. durch die Verwendung eines Kehlkopfmodells unterstützt werden.

Kinder jeden Alters sind außerdem stolz, wenn ihnen ihrem Alter entsprechend Verantwortung übertragen wird. Mit der ersten Therapiestunde übernimmt das zu therapierende Kind Verantwortung für kleine Pflichten. Das beginnt z. B. mit dem Aufschreiben des nächsten Therapietermins, Führen eines therapiebegleitenden Heftes und endet mit der Eigenverantwortung für seine Stimme. Dabei erfährt es, was seiner Stimme schadet und ihr „weh tut" und wie es achtsam mit seiner Stimme umgehen kann, damit sie schöner klingt und weniger belastet wird.

5.1 Hilfen zur Erläuterung der Anatomie und Physiologie der Stimmgebung

Die Erklärungen zur Anatomie und Physiologie der Stimmgebung geschehen auf kindgerechte Art und Weise anhand folgender Experimente und Arbeitsblätter, die das Kind anmalen, als Merkblatt in seinem Ordner sammeln und mit nach Hause nehmen kann.

Die Arbeitsblätter setzt die Therapeutin während einer Therapiestunde ein oder sie werden als Nachbereitung von den Eltern zu Hause mit dem Kind bearbeitet. Dies ist aus zeitorganisatorischen Gründen vor allen Dingen für das Bauen der Modelle zweckmäßig. Es ist gut, wenn die Therapeutin ein bereits fertiges Modell besitzt, an welchem sie dem Kind entsprechende Funktionen innerhalb der Therapiestunde erklären kann.

Arbeitsblatt: Entdeckungsreise in den Mund

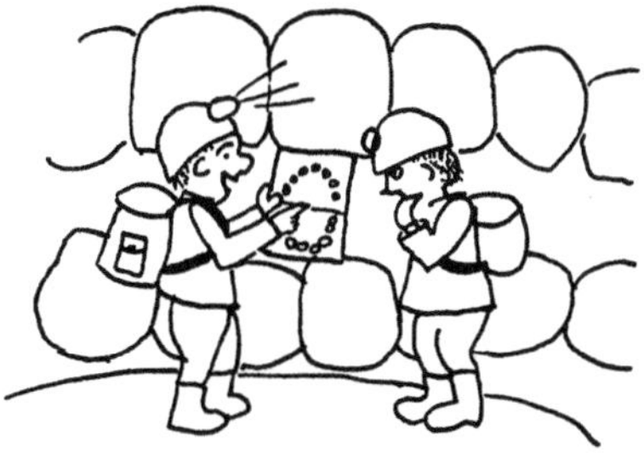

Was ist der Mund für eine merkwürdige Höhle? Stell' dir vor, du bist ein Höhlenforscher und zeichnest eine Landkarte von deiner Mundhöhle. Stell' dich vor einen Spiegel und sieh' nach, was du entdecken kannst!

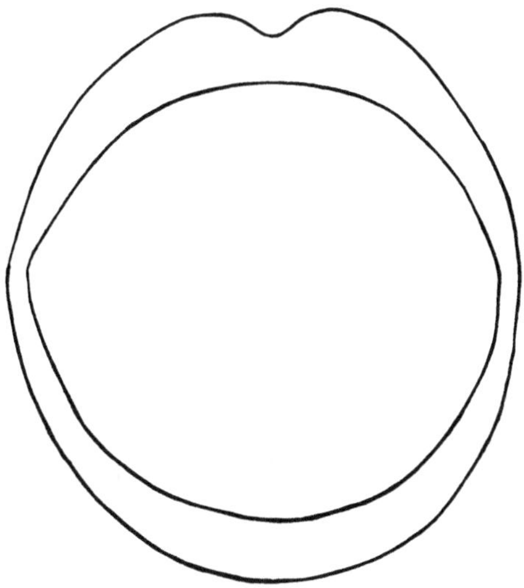

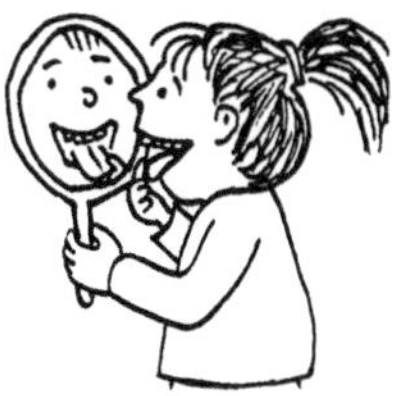

Was hat der Mund eigentlich mit deiner Stimme zu tun?

Arbeitsblatt 8: Entdeckungsreise in den Mund

1. Entdeckungsreise in den Mund

Ziel: Erforschen des Mundraums und Orientierung im Mundraum, Bewusstmachen der Zusammenhänge von Artikulation und Stimme.

Durchführung: Behutsam wird dem Kind zunächst ermöglicht, sich intensiv mit seiner Mundhöhle auseinanderzusetzen. Es erforscht vor dem Spiegel seinen Mund, indem es zum Beispiel Zähne zählt, die Beweglichkeit der Zunge und Lippen erprobt, mit weit im Rachen liegender Zunge spricht, Laute, Wörter und/oder Sätze mit fest zusammengepressten Zahnreihen produziert und die damit verbundenen Veränderungen seiner Stimme beobachtet. In das Arbeitsblatt zeichnet das Kind seinen Fähigkeiten entsprechend das Gesehene (siehe Arbeitsblatt 8). Auf einem Extrablatt wird notiert, was es über die Zusammenhänge von Mund und Stimme herausfinden konnte.

Bei der Durchführung mundmotorischer Übungen kann das bemalte Arbeitsblatt als Orientierungshilfe erneut hinzugezogen werden.

2. Wie sieht es in meinem Rachen aus?

Ziel: Lokalisieren und Erklären des Stimmapparates.

Durchführung: Da die Therapeutin davon ausgehen muss, dass dem zu behandelnden Kind der an der Stimmproduktion beteiligte Stimmapparat noch völlig unbekannt ist, wirft sie zusammen mit dem Kind anhand des Arbeitsblattes „Wie sieht es in meinem Rachen aus?“ einen Blick in den Rachen.

Damit sich das Kind besser vorstellen kann, wer die Stimme produziert und wo sich die dafür verantwortlichen Stimmbänder verbergen, kann es seinen Kehlkopf erfühlen und dessen Auf- und Abbewegungen beim Schlucken erspüren.

Bei älteren Kindern bietet es sich an, mittels eines Kehlkopfmodells die Lokalisation und Schwingungsfähigkeit der Stimmlippen zu erläutern.

3. Die Stimme

Ziel: Erklären der Stimmproduktion.

Durchführung: Hier wird dem Kind die Entstehung eines Tones anhand eines exemplarischen Beispiels verdeutlicht. Falls vorhanden, kann das Anzupfen eines Saiteninstrumentes zur Veranschaulichung dienen. Ansonsten soll sich das Kind selbst ein Modell bauen. Die Anleitung befindet sich auf Arbeitsblatt 10.

Arbeitsblatt: Wie sieht es in meinem Rachen aus?

Warst du schon einmal beim Hals-Nasen-Ohren-Arzt? Der Arzt bittet dich, den Mund weit aufzumachen und „aaah“ zu sagen. Er hält deine Zunge und schaut mit einem kleinen Spiegel in deinen Hals. So kann er ganz tief hineinsehen. Er sieht Dinge, die du nicht sehen kannst.

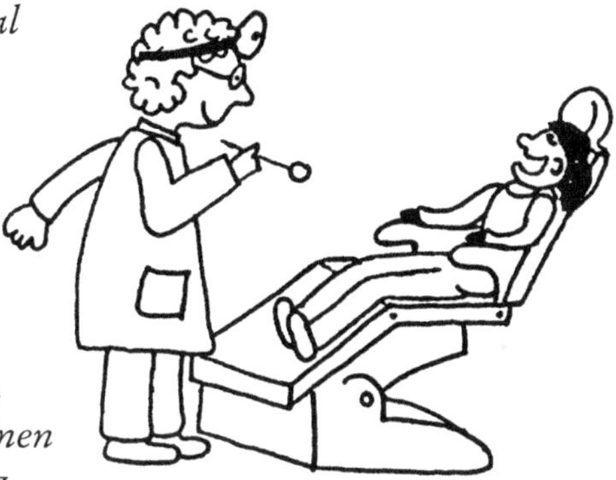

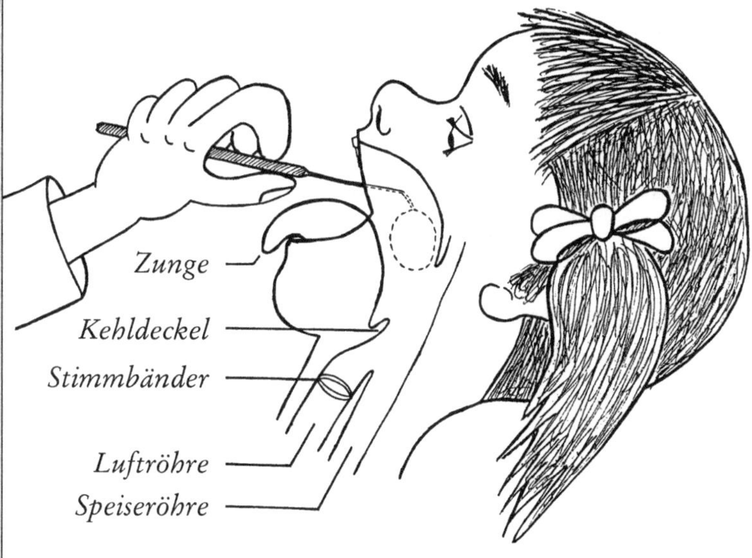

Arbeitsblatt 9: Wie sieht es in meinem Rachen aus?

Die Funktion der Stimmgebung wird von dem Modell in dem Arbeitsblatt „Stimme" abgeleitet und die Stimmbandstellung beim Atmen und Sprechen erklärt.

Dem Kind mit hyperfunktioneller Stimmstörung kann die Therapeutin eindrucksvoll anschaulich machen, was passiert, wenn es zu viel Druck auf seine Stimmbänder (im Modell: auf die Gummis) ausübt. Es knallt, und bei häufiger Wiederholung bzw. Beanspruchung auf diese Art und Weise drohen die Gummis sogar zu reißen. Die Therapeutin kommentiert: „So können deine Stimmbänder geschädigt werden und kaputtgehen. Anders ist es, wenn du sanft mit deiner Stimme umgehst", und leitet das Kind an, die Gummis des Modells vorsichtig und sanft anzuzupfen, damit ein schwingender, gleichmäßiger Ton entsteht.

4. Wie erzeugt deine Stimme hohe und tiefe Töne?

Ziel: Erklären der Stimmhöhenproduktion und möglicher schädigender Faktoren.

Modell „Gummiband"

Durchführung: Nachdem dem Kind klar ist, dass seine Stimmbänder für die Entstehung seiner Stimme zuständig sind, erarbeitet die Therapeutin durch das Arbeitsblatt 11 mit dem Kind, wie es zur Bildung unterschiedlicher Tonhöhen kommt. Hier kann sich das Kind ebenfalls ein leicht nachzubauendes Modell basteln, die Wirkung unterschiedlicher Spannungszustände ausprobieren und dies auf die Stimmbänder übertragen.

Speziell für Kinder, die in ihrer Freizeit regelmäßig im Chor singen und dadurch Gefahr laufen, ihre Stimme durch zu hohes oder zu tiefes Singen zusätzlich zu schädigen, ist es wichtig, die schädigenden Zusammenhänge zwischen Stimmbandanspannung und -entspannung anhand eines kindgerechten Modells zu erläutern.

Modell „Lineal"

Anhand eines weiteren, sehr simplen Modells kann die Therapeutin dem Kind anschaulich die Entstehung unterschiedlicher Tonhöhen erklären. Benötigt werden lediglich ein Lineal und eine Tischkante (siehe Abb. 9).

Durchführung: Das Lineal wird so auf einen Tisch gelegt, dass das eine Ende an der Kante übersteht. Solange das Lineal ruhig liegt, hört man nichts. Hält man es mit einer Hand gut fest und schlägt mit der anderen

Arbeitsblatt: Die Stimme

Deine Stimme entsteht wie der Ton einer Gitarre. Zupfst du mit dem Finger an einer Saite, ergibt das einen Ton. Man hört ihn ganz deutlich, weil er im hohlen Bauch der Gitarre widerhallt. Mit deiner Stimme ist es ähnlich. Das Musikinstrument, das unsere Stimme erzeugt, heißt Kehlkopf. Seine Saiten sind die Stimmbänder. Aber kein Finger lässt die Stimmbänder schwingen, sondern die Luft, die du ausatmest. Das erzeugt den Ton, den wir als unsere Stimme hören. Die Stimme hallt in allen Hohlräumen wider: Rachen, Nasenhöhle, Mundhöhle und Brustraum. Dies macht sie klangvoll.

Spanne ein Gummiband über eine leere Schachtel und zupfe daran. Das ist wie bei einer Gitarre!

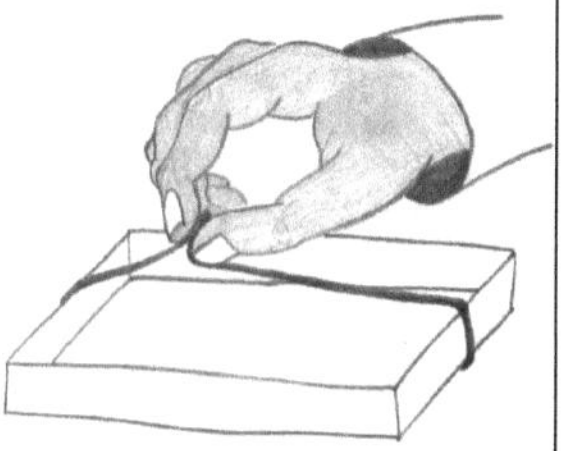

beim Sprechen

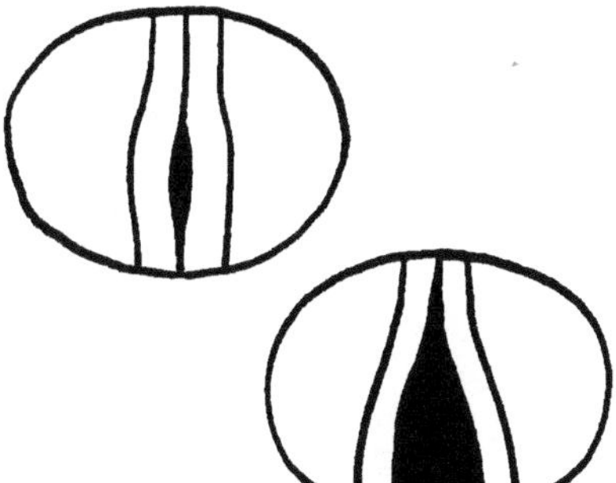

beim Atmen

Wenn du still bist und nur atmest, sind die Stimmbänder entspannt und bilden ein offenes „V". Wenn du sprichst oder singst, werden die Stimmbänder durch Muskeln gespannt. Dadurch entsteht eine Vielzahl von Tönen.

Arbeitsblatt 10: Die Stimme

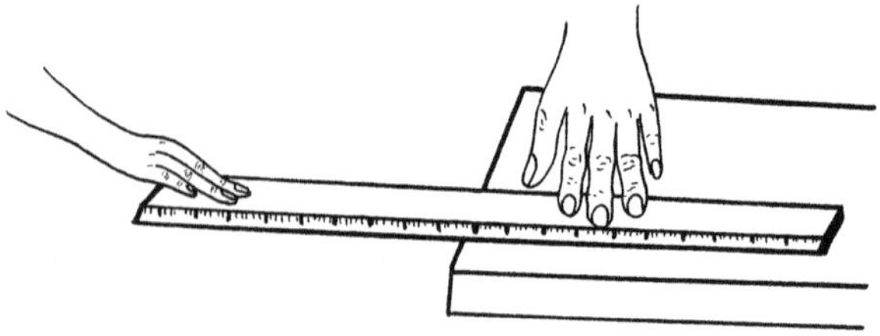

Abb. 9: Lineal

leicht auf das freie Ende, so entsteht ein Ton. Je länger das freie Ende des Lineals ist, desto tiefer ist der entstehende Ton. Auch die Stimmbänder sind bei verschiedenen Tonhöhen unterschiedlich lang bzw. kurz gespannt.

5. Die Atmung

Ziel: Erklären der Zusammenhänge von Atmung und Stimme.

Durchführung: Mit dem Arbeitsblatt 12 werden dem Kind die Zusammenhänge zwischen Atmung und Stimmproduktion beschrieben. Zudem wird die Relevanz der Nasenatmung verdeutlicht. Falls es die Therapeutin für nötig hält, kann sie dem Kind mit Hilfe des Arbeitsblattes „Die Atmung“ die Resonanzräume aufzeigen.

6. Modell zur Zwerchfellaktivität

Ziel: Erklären der Bauchatmung.

Anhand folgender Anleitung in Abbildung 10 kann sich die Therapeutin ein dafür geeignetes Modell bauen.

Benötigt werden eine Glasglocke, ein Gummituch, ein Gummiring, ein durchbohrter Stopfen und ein Strohhalm, ein Luftballon, Bindfaden, Schere und ein Stein.

Bauanleitung: Die verschiedenen Teile werden, wie auf dem Bild zu sehen, zusammengebaut (Abb. 10). Ein einfacheres Modell lässt sich mit einer Plastikflasche und etwas Knetmasse bauen (für den Stopfen).

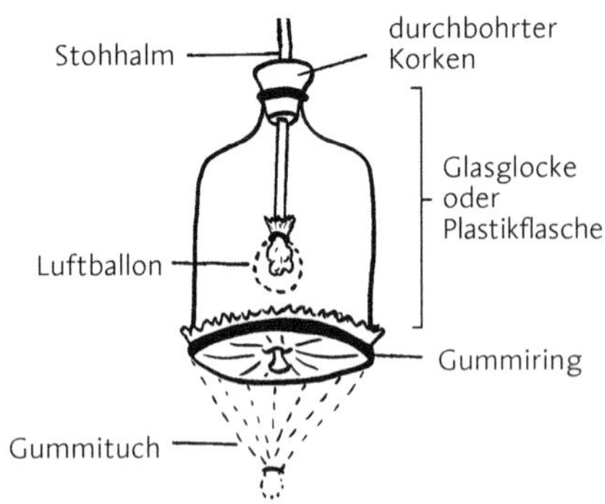

Abb. 10: Modell zur Zwerchfellaktivität

Arbeitsblatt: Wie erzeugt deine Stimme hohe und tiefe Töne?

Wenn du ein Gummiband spannst und daran zupfst, gibt es einen Ton von sich.

Experiment: Finde heraus, was passiert, wenn du die Spannung des Gummibandes verstärkst, d. h. es spannst und du erneut daran zupfst?

Der Ton wird: a) höher
b) tiefer

Genauso ist es mit deinen Stimmbändern: Für einen hohen Ton sind die Stimmbänder entspannter und dadurch auch länger.

Zerschneide Gummibänder in verschieden lange Stücke.

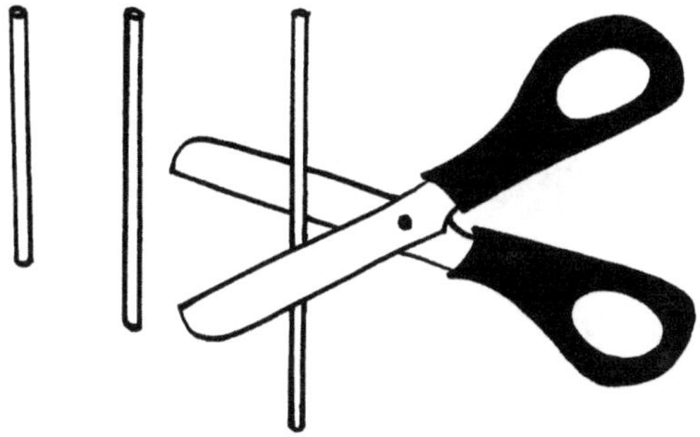

Bei gleicher Spannung geben die längsten Gummibänder die tiefsten Töne von sich.

Arbeitsblatt 11: Wie erzeugt deine Stimme hohe und tiefe Töne?

Durchführung: Das Gummituch wird nach unten gezogen. Dadurch wird der Vorgang der Bauchatmung dargestellt. Beim Zug des Gummis nach unten bläht sich der Luftballon automatisch auf. Dies entspricht der Zwerchfellfunktion während der Einatmung.

Arbeitsblatt: Die Atmung

Durch die Nase zu atmen ist das Natürlichste. Das können alle Babys gleich nach der Geburt. Erst später lernen wir, auch durch den Mund zu atmen. Der Luftstrom wird auf seinem Weg durch die Nase bis hin zur Lunge erwärmt. Die Lunge nimmt die Luft auf, die du einatmest. Unter der Lunge liegt eine große Muskelplatte, das Zwerchfell. Es senkt sich und vergrößert so den Raum der Lunge. Um den entstandenen Raum auszufüllen, strömt Luft in die Lunge. Du atmest ein.

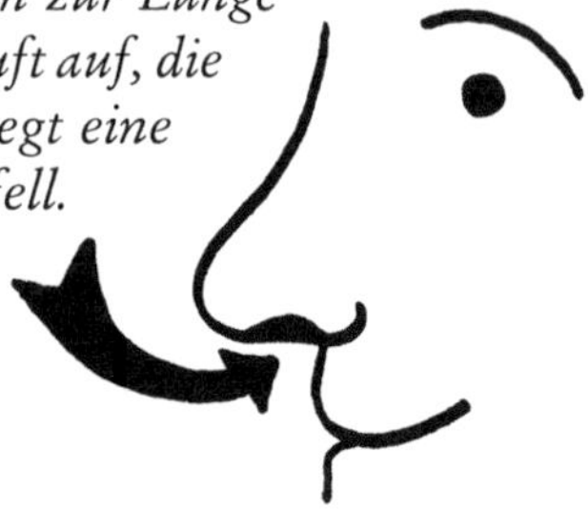

Wenn du ausatmest, entspannt sich das Zwerchfell und die Luft strömt automatisch durch den Kehlkopf an den Stimmbändern vorbei. Die ausströmende Luft versetzt die Stimmbänder in Schwingung. Du kannst einen Ton bilden, mit dem du sprechen oder singen kannst.

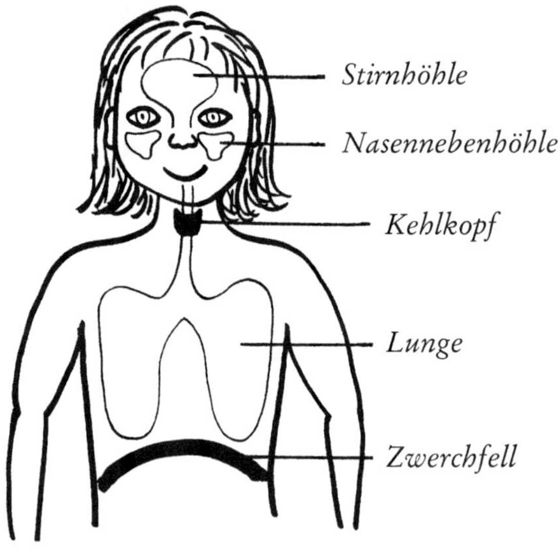

Arbeitsblatt 12: Die Atmung

5.2 Hilfen zur besseren Stimme – Die Stimmhygiene

Mit dem Kind werden stimmschädigende und stimmschonende Faktoren erarbeitet. Es soll durch Merk- und Motivationshilfen lernen, die Stimme schonend einzusetzen und einen schädigenden Stimmgebrauch zu vermeiden.

Stimmschädigende Gewohnheiten sammeln

Ziel: Eigenverantwortliche Stimmschonung.

Durchführung: Die Therapeutin sammelt mit dem Kind schädliche Stimm- und Sprechgewohnheiten wie z. B. „Der Opa räuspert sich den ganzen Tag. Er sagt, er muss das machen, weil er einen Frosch im Hals hat.“, „Wenn meine Lehrerin singt, tun mir die Ohren weh, weil das so schrill und hoch klingt!“, „Der Pumuckl hat eine so schräge Stimme!“, „Unser Nachbar redet ohne Punkt und Komma“. Aus den gesammelten Beobachtungen werden die für das Kind notwendigen stimmschonenden Regeln abgeleitet.

Mit dem Kind sollten mögliche Alltagssituationen aufgedeckt werden, die beim Kind stimmschädigende Reaktionen nach sich ziehen, zum Beispiel das von Kindern im Spiel mit Autos häufig lang andauernd produzierte Motorengeräusch. Die Therapeutin bespricht mit dem Kind die Gründe der hierbei auftretenden Stimmbelastung und sucht nach stimmschonenden Alternativen wie in diesem Fall stimmloses Lippenflattern.

Für diese Art der Herleitung von schonendem Stimmgebrauch spricht, dass sich das Kind ernst genommen fühlt, da es an der Erarbeitung der Regeln teilnehmen darf und es selbst Erarbeitetes sich leichter merken und dies eher für sich akzeptieren kann als stur Vorgegebenes.

Zudem zeigen sich bessere Erfolge, wenn die Therapeutin dem Kind das erwünschte Verhalten beschreibt und erklärt, statt ihm eine Auflistung von Verboten zu präsentieren. Erarbeitungsmöglichkeiten:

- Die Therapeutin macht schädlichen Stimmgebrauch vor,
- mit Handpuppen einen „guten“ und einen „schlechten“ Sprecher spielen,
- das Kind soll als Hausaufgabe Freunde, Verwandte und/oder Bekannte beim Sprechen beobachten und sammeln, was ihm auffällt,
- im Optimalfall: Betrachtung des Stimmgebrauchs des Kindes. Dies ist jedoch nur bei älteren Kindern möglich, die über eine gute Eigenwahrnehmung verfügen und zuvor über fehlerhafte Stimmgewohnheiten aufgeklärt wurden.

Merkblatt zum schonenden Stimmgebrauch

Damit sich das Kind außerhalb der Therapie an die Einhaltung des schonenden Stimmgebrauchs erinnert und wichtige Grundregeln im Gedächtnis behält, wird ihm das folgende Blatt „Das tut deiner Stimme gut!“ kopiert und mit nach Hause gegeben.

Um der Beachtung der Stimmhygiene-Regeln auf kindgerechte Art noch mehr Bedeutung zukommen zu lassen, legt die Therapeutin dem Kind einen Stimmhygiene-Vertrag vor, den das Kind durchlesen, akzeptieren und unterzeichnen darf.

Kinder sind mit zu vielen neuen Verhaltensregeln schnell überfordert. Deshalb vereinbaren Therapeutin und Kind vorerst nur die Umsetzung *eines* wichtigen Stimmschonungspunktes.

Erinnerungs- und Motivationshilfen

Das Kind malt die neue Regel auf ein großes Blatt Papier. Die so bildlich dargestellte Regel wird von der Therapeutin mehrmals und in verschiedenen Größen kopiert und dem Kind ausgehändigt, damit es die Bilder an verschiedenen, gut sichtbaren Orten aufhängen kann, um an die Einhaltung der Regel erinnert zu werden. Beispiele:

Langsam sprechen

Geschwindigkeitsbeschränkungsschild an den Kühlschrank oder ins Auto hängen. Oder einlaminiert (zum Schutz vor Flecken) als Tischset auf den Esstischplatz legen. Ebenfalls sehr reizvoll kann die Bemalung eines Tellers mit Porzellanfarbe sein (im Bastelgeschäft erhältlich). Der Teller muss anschließend von den Eltern im Backofen gebrannt werden (siehe Anleitung auf Farbtöpfchen).

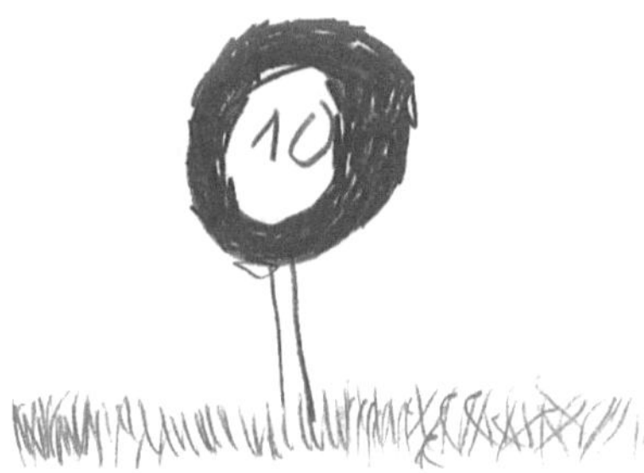

Abb. 11: Kinderzeichnung „Schild“

Mit normal lauter Stimme sprechen

Auf die Lippen gelegter Zeigefinger signalisiert „pssst“ und wird im Kinderzimmer in die Spielecke gehängt.

Das tut deiner Stimme gut!

1. Sprich mit normal lauter Stimme! Auch wenn du einmal heiser sein solltest. Flüstern schadet deiner Stimme!

2. Statt nach deinen Freunden zu rufen, kannst du zum Beispiel pfeifen oder zu ihnen hingehen.

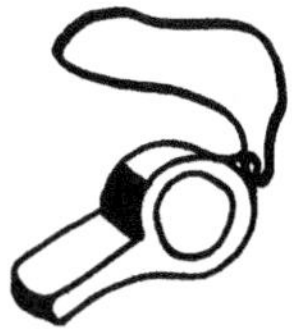

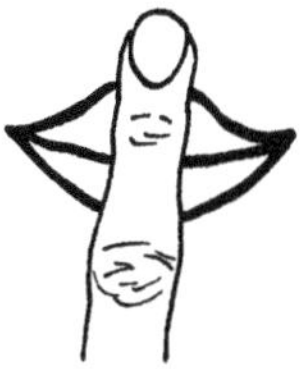

3. Versuche nicht, andere mit deiner Stimme zu übertönen. Sprich normal laut!

4. Huste lieber statt dich zu räuspern.

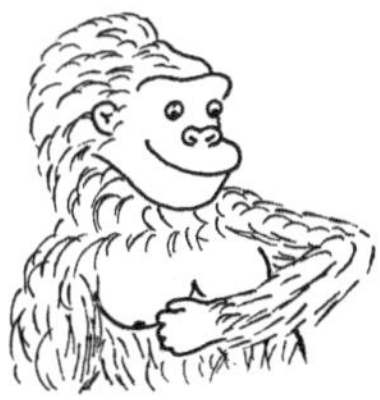

5. Wenn du verschleimt bist, trinke etwas oder klopfe deine Brust ab und summe dabei „mmmh“!

6. Sprich langsam und mache genügend Pausen, damit du ruhig atmen kannst!

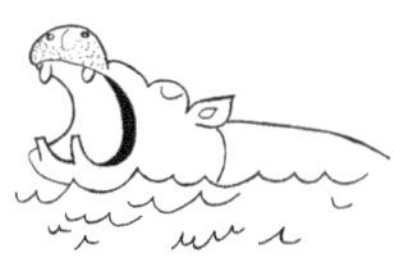

7. Gähne viel und weit!

8. Lass beim Singen zu hohe und zu tiefe Töne weg, und sing nicht zu laut!

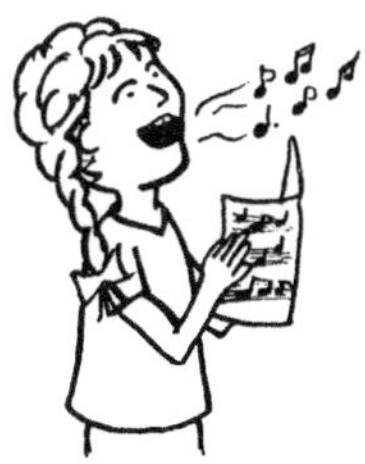

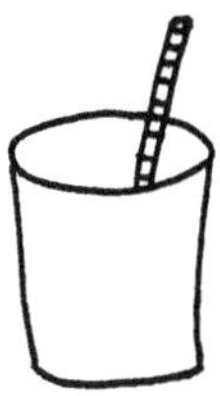

9. Trink viel, aber möglichst keine eiskalten Getränke!

Tagebuchtabelle

Bei älteren Kindern können „Tagebuchtabellen“ hergestellt werden, in die das Kind mehrmals täglich eintragen kann, ob es zu den verschiedenen Tageszeiten an die Einhaltung der stimmschonenden Regeln gedacht hat oder nicht (siehe Abb. 12).

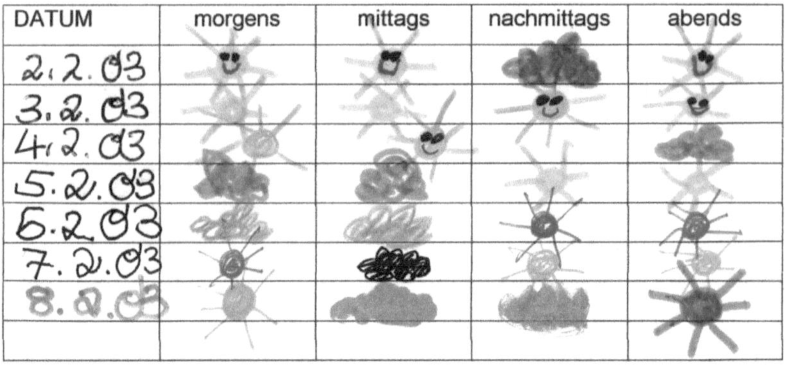

Abb. 12: Tagebuchtabelle

daran gedacht = lachende Sonne 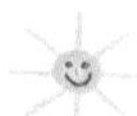

vergessen = weinende Wolke 

Bonuskarte

Eine Bonuskarte kann eine zusätzliche Motivationshilfe zur Einhaltung der Stimmhygiene sein. Auf eine Blanko-Postkarte klebt die Therapeutin während der Therapiestunde Aufkleber auf, wenn das Kind eine zuvor vereinbarte Stimmhygiene-Regel beachtet und erfolgreich umgesetzt hat. Hat das Kind auf diese Weise eine vereinbarte Aufkleberanzahl gesammelt, steht ihm eine kleine Belohnung wie zum Beispiel ein Lutscher oder Ähnliches zu.

6 Entspannung: Das tut der Stimme gut

Entspannungsübungen haben auf den Körpertonus regulierende Wirkung. Ein Zuviel oder Zuwenig der Gesamtkörperspannung wirkt sich ungünstig auf die Atem- und Stimmgebungsmuskulatur aus.

Das Zwerchfell und die Muskeln der Flankenregion müssen euton sein, um die Tiefatmung erreichen und die unteren Atemräume nutzbar machen zu können.

Die Kehlkopfmuskeln benötigen eine eutone Spannung, um mit geringem Kraftaufwand, d. h. ökonomisch, einen vollen, tragfähigen Ton zu produzieren.

Entspannungsübungen lassen sich im Liegen, im angelehnten Sitzen und im so genannten Droschkenkutschersitz durchführen:
Laut Friebel und Friedrich ist diese Körperhaltung die beste Art, um sich sitzend zu entspannen (1989).

Durchführung:

- Augen schließen,
- gesessen wird auf der vorderen Hälfte des Stuhles,
- Beine sind etwas angewinkelt und ruhen voll auf den Fußsohlen,
- Oberschenkel sind leicht geöffnet,
- Unterarme und Hände ruhen auf den Oberschenkeln,
- Oberkörper ist etwas nach vorne gebeugt,
- Kopf hängt nach vorne.

Das Kind sollte nicht durch enge Kleidung eingeengt werden. Die Schuhe zieht es aus.

6.1 Autogenes Training

Das Autogene Training schließt drei Grundübungen ein: Schwere, Ruhe und Wärme. Diese werden auch in der Arbeit mit Kindern eingesetzt. Sie sind einfach zu lernen und durch sie können physiologische Vorgänge erreicht werden. Der Körper schaltet dabei vom Aktivitäts- auf den Ruhezustand um.

Während des Autogenen Trainings kommt es „häufig zu körperlichen Erscheinungen, die zum Teil mit der Umschaltung auf den Entspannungszustand zusammenhängen, zum Teil als Abreaktion angestauter Spannung interpretiert werden“ (Friebel/Friedrich 1989, 29). Die häufigsten Begleiterscheinungen sind:

- Muskelzucken,
- Kribbeln,
- Schmerzempfindungen,
- Kreislaufempfindungen,
- Taubheitsgefühl,
- Spannungsgefühl.

Diese Reaktionen werden bei der Durchführung der autogenen Übungen nicht angestrebt. Treten sie auf, ist das ein Ausdruck des eingeleiteten Entspannungszustandes bzw. stabilisierenden Entladungsmechanismus des Gehirns. Nach längerem Üben lassen die Begleiterscheinungen immer mehr nach.

1. Schwere und Ruhe

Ziel: Regulation des Spannungszustandes.

Kinder lieben Bewegung und haben naturgemäß den Drang, sich zu bewegen. Die körperliche Aktivität reguliert den Spannungszustand im Körper. Besteht zum Beispiel ein zu hohes Spannungsniveau, reagiert sich das Kind durch Bewegung ab, und die Spannung wird reduziert.

Vor allen Dingen für Kinder mit ausgeprägtem Bewegungsdrang und einem hohen körperlichen Spannungszustand sind bewegungsreiche Vorübungen vor der eigentlichen Entspannungsübung sinnvoll.

Durchführung: Das Kind überlegt, welche schweren und auf dem Land lebenden Tiere es kennt wie zum Beispiel den Elefanten, das Nilpferd und den Bären.

Anschließend ahmen die Therapeutin und das Kind die Gangarten dieser schwerfälligen Tiere nach und wandern trampelnd, stampfend und walzend durch den Raum. Die Therapeutin weist dabei immer wieder auf das hohe Gewicht der Tiere hin. Abwechselnd wird erraten, welches Tier der andere gerade vormacht.

Hat sich das Kind auf diese Weise ausgetobt, legt es sich in Rückenlage auf eine vorbereitete Decke auf den Boden und lauscht den Anweisungen zur autogenen Übung „Schwere und Ruhe“, die die Therapeutin ruhig und mit viel Pausensetzung vorliest:

Übung: Schwere und Ruhe

Du nimmst dir jetzt Zeit, ganz zur Ruhe zu kommen. – Wenn es dir angenehm ist, schließt du deine Augen. – Ich sage dir jetzt, was du machen sollst: höre mir gut zu und versetze dich so gut du kannst in das, was ich dir erzähle. – Ich werde dir gleich des Öfteren sagen, dass du ganz schwer bist. –

Du machst dich dann so schwer wie die Tiere, die wir eben nachgemacht haben.

Deine Arme sind ganz ruhig –, deine Beine sind ruhig –, dein Gesicht ist ruhig – und deine Augen sind ganz ruhig. –

Du spürst, dass deine Augenlider ganz schwer werden. Sie sind schwer –, werden schwer – und noch schwerer.

Du entspannst dich – und kommst immer mehr zur Ruhe. –

Deine Arme werden schwer –, sie sind ganz schwer. Du spürst die Schwere auch in deinen Händen. – Auch deine Finger sind jetzt ganz schwer geworden.

Mit der Schwere in deinem Körper breitet sich auch die Ruhe und Entspannung immer mehr aus. – Du bist ruhig und entspannt.

Du konzentrierst dich auf deine Beine. – Sie sind schwer –, sehr schwer. – Die Oberschenkel sind schwer –, die Waden sind schwer –, ganz schwer. Auch deine Füße sind schwer.

Dein ganzer Körper ist schwer –, bleischwer. – Deine Arme sind schwer wie Blei –, deine Beine sind schwer wie Blei. –

Die Schwere breitet sich in deinem Körper aus –, alles wird schwerer – und noch schwerer. – Du bist vollkommen entspannt – und völlig ruhig.

Genieße diesen Zustand der Ruhe, Schwere und Entspannung eine Weile – und öffne dann langsam und vorsichtig deine Augen.

Nachdem die Therapeutin den Entspannungstext vorgelesen hat, liest sie eine Kurzgeschichte vor. Um beim Thema „Schwere" und „Tiere" zu bleiben, bietet es sich an, zum Beispiel eine Geschichte von einem Elefanten wie „Benjamin Blümchen" vorzulesen.

Das Vorlesen der Geschichte dient der Verlängerung des Entspannungseffektes und trägt zur Stimmruhe des Kindes bei.

Als Abschluss dieser Entspannungsphase berichtet das Kind über seine Erfahrungen und Erlebnisse während der Übung, zum Beispiel, ob es sich die Ruhe und Schwere vorstellen konnte, ob es vielleicht ein Kribbeln oder sonst ein unangenehmes Gefühl gespürt hat und wie es sich danach fühlt.

2. Wärme

Ziel: Regulation des Spannungszustandes.

Durchführung: Da die folgende Übung das Thema „Wärme" behandelt, führt die Therapeutin ein kurzes Experiment zur Temperaturwahrnehmung mit dem Kind durch.

Drei Schüsseln mit Wasser werden hierfür aufgestellt. Schüssel A ist mit eiskaltem, Schüssel B mit heißem und Schüssel C mit lauwarmem Wasser gefüllt. Das Kind steckt seine linke Hand in Schüssel A und beschreibt die Temperatur und welche Farbe es damit assoziiert (zum Beispiel blau oder weiß). Anschließend steckt es die rechte Hand in Schüssel B und erklärt, welche Farben ihm dazu einfallen (zum Beispiel gelb, orange, rot).

Ein Körper – zwei Meinungen: Hält das Kind für einige Sekunden beide Hände gleichzeitig in Schüssel A und B und dann gemeinsam in Schüssel C, wird die Hand, die zuvor im eiskalten Wasser badete, das lauwarme Wasser als warm empfinden. Die in die Schüssel mit heißem Wasser gehaltene Hand wird das Wasser der Schüssel C als kalt bezeichnen.

Bevor die Therapeutin den Entspannungstext „Wärme" vorliest, lässt sie das Kind auf ein rotes, orangefarbenes oder gelbes Blatt Papier Gegenstände zeichnen, die es mit „angenehm warm" verbindet: zum Beispiel Sonne, Badewasser, Wärmflasche, Wolldecke, Heizung, Lagerfeuer usw.

Anschließend sucht sich das Kind einen Platz im Raum aus, welchen es für besonders warm hält. Dort breitet es eine Decke aus und legt sich auf den Boden.

Die Therapeutin liest den Entspannungstext „Wärme" vor:

Übung: Wärme

Stelle dir vor, es ist ein warmer, sonniger Tag. Die gelbe Sonne strahlt freundlich und du liegst am Strand. Deine Augen sind geschlossen. – Du spürst den Sand. – Er ist weich und warm. – Der wärmende Sand umgibt dich. – Die Strahlen der Sonne scheinen warm auf deine Haut. – Dein ganzer Körper fühlt sich angenehm warm an. – Die Wärme breitet sich über deinen ganzen Körper aus:

Deine Füße sind angenehm warm. – Deine Waden sind warm – und deine Oberschenkel sind schön warm. – Deine Beine fühlen die Wärme der Sonne – und des warmen Sandes, in dem du ruhig und entspannt liegst.

Du spürst die Wärme in deinen Armen. – Von dort strömt die Wärme in deine Hände – bis vor in deine Finger. Du fühlst die Wärme in deinem linken und rechten Arm.

Von dort strömt die Wärme in deinen Brustkorb – die Wärme breitet sich bis in deinen Bauch aus – und durchströmt deinen ganzen Körper.

Du fühlst dich wunderbar warm an –, bist ruhig und entspannt – und dein Körper liegt schwer im warmen Sand. – Du genießt es, so zu liegen, und fühlst dich wohl. Genieße diesen Zustand der Ruhe, Schwere und Wärme noch einen Augenblick und lausche dieser Geschichte:

Wie in der vorherigen Übung verlängert die Therapeutin die Entspannungsphase durch das Vorlesen einer Kurzgeschichte.

6.2 Aktive Entspannung

Bei diesen Entspannungsübungen arbeitet das Kind aktiv mit, d. h. es bewegt Körperteile aktiv bzw. nimmt anderweitig aktiv an der Übung teil. Dies ist für Kinder geeignet, denen es zum Beispiel schwer fällt, sich ruhig hinzulegen, oder die Schwierigkeiten haben, sich mittels Vorstellungskraft zu entspannen.

1. Ferdinand, der Blumenliebhaber

Ziel: Regulation des Spannungszustandes.

Durchführung: Die Therapeutin und das Kind stellen sich vor, junge Stiere zu sein. Anfangs müssen sie sich abreagieren und wild umhertoben. Anschließend werden sie zu Ferdinand, dem jungen Stier, der den Duft der Blumen auf seiner Weide liebt (nach der Walt-Disney-Geschichte: „Ferdinand, der Stier"). Therapeutin und Kind laufen gemächlich umher, schnuppern mal hier und mal dort und riechen an vielen schönen Blumen. Dabei führen sie bei der Einatmung ihre Hände vor das Gesicht und schließen ihre Augen. In kurzen Atemzügen atmen sie den Blumenduft ein und bewegen ihre Nasen in alle möglichen Richtungen. Nach links, rechts und oben.

Dies dient vor allen Dingen der Lockerung und Entspannung der Muskulatur um Nase und Mund.

Ferdinand wächst zu einem großen Stier heran. Therapeutin und Kind strecken sich und machen sich lang und länger, indem sie ihre Körper dehnen. Als große, schwere Stiere trotten Therapeutin und Kind durch das Behandlungszimmer und setzten sich schließlich mit gekreuzten Beinen und geradem Rücken gegenüber. Gegenseitig pflücken sie sich Blumen, die im Gras neben ihnen wachsen, und riechen daran.

Am Schluss gibt das Kind der Therapeutin Rückmeldung über sein Befinden vor, während und nach der Übung.

2. Pinocchio

Ziel: Nackenentspannung.

Durchführung: Die Therapeutin und das Kind stellen sich vor, sie seien Pinocchio und ihnen wäre nach einer Lüge eine lange Nase gewachsen. An den besenstielartigen Nasen hängen verschiedene Gegenstände, wie z. B. Jacken, Rucksäcke oder Regenschirme. Die Gegenstände müssen transportiert und an fiktive Haken gehängt werden. Dabei drehen Therapeutin und Kind ihre Köpfe behutsam in alle Richtungen.

Sie legen sich rücklings auf den Boden und lassen ihre langen Holznasen in den Himmel ragen. Am Himmel ziehen Wolken in verschiedenen Formen vorbei, z. B. sehen die Wolken aus wie ein Ball, ein Dreieck oder eine Schlange. Mit ihren Nasen umfahren sie die fiktiven Wolkenbilder und verfolgen mit ihren Augen die Linien, die sie so in die Luft zeichnen.

Am Ende der Übung befragt die Therapeutin das Kind, welche Erfahrungen es beim Malen gemacht hat.

3. Paketservice

Ziel: Lockerung und Frustrationsabbau (symbolisches Abschütteln negativer Gefühle und Erlebnisse).

Anspannung, Unbehagen, Ärger und andere negative Gefühle werden bei dieser Lockerungsübung gewissermaßen benannt, nach Schweregrad geordnet und anschließend aktiv „abgeschüttelt“ und „abgegeben“. Das Kind entledigt sich auf diese Weise seiner „Schulter“-Lasten.

Durchführung: Die Therapeutin bereitet auf dem Tisch mehrere, verschieden große Schachteln aus. Dem Kind wird die Aufgabe erteilt, aktuelle Sorgen und Probleme stichpunktartig auf Karteikärtchen zu schreiben und je einem Paket bzw. Päckchen zuzuordnen. Anschließend legt sich das Kind in seiner Vorstellung jedes Paket auf die Schulter, stellt sich das Gewicht vor und beginnt, sich unter der Last zu räkeln und zu schütteln bis die Last von ihm abgefallen ist. Dazu kann Hintergrundmusik eingelegt werden, in deren Rhythmus sich das Kind schütteln und bewegen kann.

4. Mandala

Ziel: Regulation des Spannungszustandes.

Durchführung: Durch Ausmalen oder eigenes Entwerfen von Mandalas kommen Körper, Geist und Seele zur Ruhe und ein Entspannungszustand tritt ein. Fertige Mandala-Vorlagen sind im Fachhandel erhältlich (siehe Abb. 13).

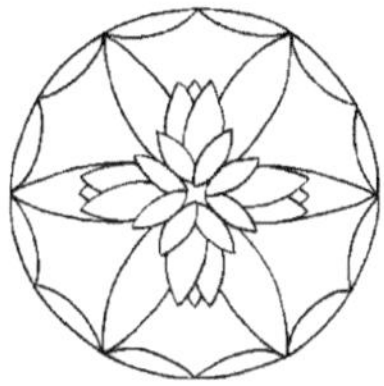

Abb. 13: Mandala

5. Schleichender Indianer

Ziel: Tonusregulierung, Wahrnehmung von Bewegung und Fixierung.

Durchführung: Das Kind läuft wie ein Indianer auf der Pirsch leise durchs Zimmer. Sobald die Therapeutin für das Kind unsichtbar ein Geräusch ertönen lässt, muss das Kind sofort in der Bewegung innehalten, da der Indianer nicht entdeckt werden will. Wenn es so unbeweglich stehenbleibt, werden die momentanen Empfindungen der Muskelanspannung besprochen. Anschließend bewegt sich das Kind weiter, wobei durch den Wechsel von Starre (gehaltener Muskulatur) und Beweglichkeit (flexibler Muskulatur) Unterschiede in der Muskelanspannung deutlich gemacht werden. Hierbei können auch die Auswirkungen auf die Atmung besprochen werden.

6.3 Passive Entspannung

Passive Entspannungsübungen fordern vom Kind keine aktiven Betätigungen. Das bedeutet, die Therapeutin wirkt auf den Entspannungszustand des Kindes ein, ohne dass sich dieses aktiv an diesem Prozess beteiligt. Das Kind lässt es einfach geschehen.

Bei diesen Übungen bietet es sich an, entspannende Musik leise im Hintergrund mitlaufen zu lassen.

1. Massage

Ziel: Ganzkörperlockerung.

Durchführung: Die Therapeutin lockert das auf dem Bauch liegende Kind mit Hilfe eines Tennisballs oder eines kleinen bzw. leicht aufgeblasenen Luftballons.

Begonnen wird auf der linken Seite. Der Tennisball oder Luftballon wird von der Therapeutin mit der Handfläche entlang der linken Körperhälfte des Kindes kreisend bewegt. Die Wirbelsäule wird ausgespart! Dasselbe wird auf der rechten Körperseite ausgeführt.

Am Ende der Übung wird der Rücken mit beiden Händen von oben nach unten abgestrichen.

2. Rücken, Rücken was war das?

Ziel: Regulation des Spannungszustandes durch taktile Wahrnehmung.

Durchführung: Das Kind liegt mit dem Bauch auf dem Boden, während die Therapeutin zunächst kleine Sandsäcke auf dem Rücken des Kindes verteilt, eine Weile liegen lässt und wieder entfernt.

Dann legt sie immer leichtere Gegenstände wie zum Beispiel Legosteine, Lederläppchen, die Karten eines Kartenspiels, Federn usw. auf den Rücken des Kindes.

Im Anschluss an die „Auflegung" darf sich das Kind die Gegenstände anschauen. Es soll versuchen sich an die Reihenfolge zu erinnern, die die Therapeutin gewählt hat, und beschreiben, wie sich die unterschiedlichen Gegenstände auf seinem Rücken angefühlt haben.

3. Abklopfen

Ziel: Oberkörperlockerung.

Durchführung: Das Kind sitzt aufrecht auf einem Hocker. Die Knie sind etwa hüftbreit aufgestellt.

Ältere Kinder können während der Übung von der Therapeutin dazu angeregt werden, nachzuspüren und Unterschiede zwischen rechts/links oder vorher/nachher zu beschreiben. Dabei wird dem Kind bezüglich seiner Wahrnehmung möglichst wenig vorgegeben, damit es seine Empfindungen selbst erspüren und formulieren lernt.

Die Therapeutin klopft mit gewölbter Hand das Kind von der Schulter bis zur Hand ab. Dabei legt sie ihre andere Hand als Gegengewicht auf die gegenüberliegende Schulter des Kindes. Ebenso bearbeitet sie die andere Seite.

Mit der rechten Hand hält sie von vorne die rechte Schulter, damit die massierende Hand die Schulter des Kindes nicht nach vorne drücken kann und das Kind keinen Gegendruck geben muss.

Erst lockert sie mit der Handfläche, dann punktuell mit zwei Fingern die obere Rückenmuskulatur bis zur unteren Grenze des Schulterblattes in kleinen, kreisenden Bewegungen.

Sie massiert von innen nach außen und von oben nach unten, wobei sie das Schulterblatt bei der punktuellen Lockerung auslässt.

Danach drückt sie mit der rechten Hand die rechte Schulter leicht nach hinten, ertastet mit der linken Hand das Schulterblatt und legt ihre Hand in die Kuhle zwischen Daumen und Zeigefinger und hebt dann das Schulterblatt langsam an. Das Kind stellt sich vor, dass sein Arm ganz schwer ist. Zum Beispiel so schwer, als hänge ein Zementsack dran.

Das Schulterblatt wird angehoben gehalten und langsam heruntergelassen. Nach der Durchführung hängt die bearbeitete Schulter ggf. weiter runter. Dies ist ein Zeichen der Lockerung.

Die gesamte rechte Rückenhälfte rubbelt die Therapeutin mit leicht gewölbter Hand von oben nach unten bis zum Becken ab. Dasselbe führt sie seitenverkehrt mit der rechten Rückenhälfte durch.

Anschließend kniet sich die Therapeutin hinter das Kind, legt beide Hände fest am Becken an und schüttelt den gesamten Oberkörper vorsichtig durch. Ist das Kind entspannt, setzt sich die Bewegung bis in beide Arme und in den Kopf fort. Der gesamte Rücken wird mit flachen Händen von oben nach unten ausgestrichen.

4. Insel

Ziel: Ganzkörperentspannung.

Dies ist eine passive Entspannungsübung speziell für jüngere Kinder. Die vorgegebene Geschichte mit den passenden Handgriffen kann leicht variiert werden und soll Anregung für ähnliche Entspannungsgeschichten sein.

Durchführung: Das Kind liegt auf dem Bauch. Es ist wichtig, dass die Berührungen eindeutig durchgeführt werden. Zu sanfte bzw. zu vorsichtige Berührungen lösen gerade bei Kindern Unsicherheit aus.

Text	Handgriff
Stelle dir vor, du bist eine einsame Insel. Weit draußen auf dem Ozean.	
Wellen schlagen sanft an dein Ufer. Ganz leicht spült es die Wellen über den warmen Sand. Gleichmäßig und sanft. Immer wieder wiederholt sich dieses Spiel der Wellen.	Hände streichen die Seiten des Rückens.
Über die Insel weht ein leichter Wind. Ein kleines Lüftchen bläst. Der Wind lässt die Bäume der Insel hin und her bewegen. Hin und her. So wiegen sich die Bäume und Sträucher im leichten Wind.	Hände streichen ganz leicht über den Rücken.
Weit draußen auf dem Meer kommt ein kleines Boot immer näher an die Insel heran.	Hand gleitet am Boden näher an das Kind heran.
Das Boot kommt immer näher. Schließlich ist es an der Insel angekommen. Eine Welle schwemmt das Boot an das Ufer. Das Boot gleitet langsam über den feuchten Sand.	Hand berührt eine Körperseite in Höhe des Rückens.
Geschickt steigen die Leute aus dem Boot aus.	Eine Hand liegt als Boot flach auf der Körperseite. Mit den Fingern der anderen Hand wird das Laufen imitiert.
Sie laufen um das Boot. Nun ziehen sie mit vereinter Kraft das Boot weiter aus dem Wasser. Das Boot liegt am Strand.	Handfläche mit Druck in Richtung Wirbelsäule ziehen.

Text	Handgriff
Und die Wellen schlagen immer weiter an das Ufer.	Siehe oben.
Es sind Leute, die die Insel besuchen und ein Picknick machen wollen. Sie sehen sich die Insel ganz genau an. Sie suchen sich ein schönes sonniges Plätzchen. Im warmen Sand breiten sie ihre Decke aus.	Finger „trippeln“ über den Rücken. Hand auflegen.
Ein paar der Leute gehen in den nahe gelegenen Wald und suchen Holz für ein kleines Lagerfeuer.	Finger „trippeln“ zum Kopf hoch. Durch das Haar fahren und Haare leicht anheben bzw. vorsichtig dran ziehen.
Sie tragen das Holz zum Lagerplatz.	Finger „trippeln“.
Dort legen sie das Holz ab und schlagen Feuersteine aneinander, um das Feuer zu entfachen. Das Feuer beginnt zu brennen. Es knistert. Die Besucher setzen sich um das Feuer. Sie fühlen sich ganz wohl. Sie halten ihre Würstchen und Kartoffeln ins Feuer und warten geduldig.	Hand als Feuer auf Rücken legen. Mit zwei Fingern um die liegende Hand die sitzenden Besucher andeuten.
Nach dem Essen legen sie sich müde nieder. Ganz entspannt liegen sie im warmen Sand. Sie atmen gleichmäßig ein und aus. Sie sind ganz ruhig und entspannt.	Flache Hand drückt leicht gegen den Rücken. Hände liegen lassen.

Hinweis: Weitere Entspannungs- und Lockerungsübungen für die mimische Muskulatur finden sich in Kap. 8 „Artikulation“.

5. Bügelbrett

Ziel: Ganzkörperentspannung.

Durchführung: Das Kind legt sich bäuchlings als Bügelbrett flach auf den Boden. Die Therapeutin erklärt dem Kind, dass sie nun die Bügelwäsche auf seinem Rücken mit ihren warmen Händen glatt streichen und anschließend zusammenlegen wird. Das Kind darf sich dabei entspannen und sich die Kleidungsstücke vorstellen, die auf seinem Rücken bearbeitet werden. Es ist möglich, fiktiv oder real, d. h. mit bereitgelegten Kleidungsstücken zu arbeiten. Bei der Durchführung ist darauf zu achten, dass die Kleidungsstücke an den entsprechenden Körperteilen aus- bzw. glatt gestrichen und zusammengelegt werden, z. B. wird ein langärmeliges Hemd auf dem Rücken und den Armen ausgebreitet und eine Hose auf den Beinen. Während ihrer Tätigkeit kommentiert die Therapeutin mit sanfter Stimme die Arbeit, die sie verrichtet, z. B. „Meine warmen Hände streichen ganz langsam über das Rückenteil des Hemdes bis zum rechten Ärmel." Dadurch kann sich das Kind immer tiefer entspannen.

7 Atmung: lässt Töne entstehen

Die Atmung bzw. der Luftstrom ist Voraussetzung dafür, dass Töne überhaupt entstehen können. So ist eine physiologische Phonationsatmung eine wichtige Voraussetzung für die Qualität der Stimmgebung. In den folgenden Übungen geht es im Wesentlichen darum, die unphysiologischen und unökonomischen Atemmuster zu löschen und durch physiologische zu ersetzen. Dies gilt vor allem für unphysiologische Muster wie Hochatmung, paradoxe Atmung oder geräuschvolle Einatmung (Schnappatmung etc.).

Ziel der Übungen ist das Wahrnehmen und Erfahren von Atmung und Atemräumen, das Erleben von Veränderung der Atmung durch verschiedene Situationen, Vorstellungen und Bewegungen und der Einsatz einer physiologischen Atmung in Zusammenhang mit Phonation.

Bei Kindern bietet sich zur Erarbeitung der oben genannten Ziele eine indirekte Arbeitsweise an, die vor allem auf Vorstellungen und Bewegungen in Zusammenhang mit Atmung basiert. „Die Korrektur von respiratorischen und phonatorischen Funktionsabläufen ist ein Lernprozess, der, besonders bei Kindern im mittleren und älteren Schulalter, durch die Anwendung ... mentaler Übungsmethoden sehr effektiv gestaltet werden kann“, wobei „bereits durch intensive Vorstellung eines Funktionsablaufs ... nervale Funktionen und Muskeln aktiviert“ werden (Schulze 1994, 184).

Des Weiteren kann sich die Therapeutin den hohen Bewegungsdrang der Kinder zunutze machen. Durch verschiedene Bewegungen kann eine Intensivierung und Vertiefung der Atmung erreicht und die Veränderung von Atmung bei Bewegungen wahrgenommen werden. Bei älteren Kindern kann auch das Arbeitsblatt 12 „Deine Atmung“ zur Veranschaulichung hinzugenommen werden.

Hier sei noch angefügt, dass nach Alavi Kia und Schulze-Schindler zwei verschiedene Atemtypen beschrieben werden: der Ausatmertyp und der Einatmertyp (2014). Zur kurzen Erläuterung sei gesagt, dass es im natürlichen Atemrhythmus um die Unterscheidung von aktiver und passiver Atmung geht. Das heißt für den Ausatmer ist die Ausatmung die aktive Phase, die zur Steigerung der stimmlichen Qualitäten verstärkt werden sollte; beim Einatmer wiederum muss die Einatmung aktiviert und intensiviert werden. Alavi Kia und Schulze-Schindler beschreiben die beiden Atemtypen ausgehend von der Typenlehre von Wilk und Hagena, die die Zuordnung zu den Atemtypen aus dem Zeitpunkt der Geburt ableiten (2005). Daher kann die Therapeutin das Geburtsdatum des Kindes nachschauen und mit den Atemtyptabellen vergleichen (Alavi Kia/Schulze-Schindler 2014). In der Therapie kann darauf insofern eingegangen werden, dass Übungen mit großem Ein- bzw. Ausatmungsanteil bevorzugt werden. Auch ist für Einatmer vor allem die Weitung des Brustkorbs in der Einatmung und für Ausatmer die Bauch- und Flankenatmung wichtig. Im folgenden Übungsteil sind Übungen mit Einatmungs- wie auch mit Ausatmungsaktivität enthalten. Die jeweiligen Ein- bzw. Ausatmungsfunktionen sind in der Beschreibung des Übungsziels aufgeführt.

Die folgenden Atemübungen sind in die Bereiche Atemwahrnehmung, Atemintensivierung und -vertiefung und reflektorische Atemergänzung gegliedert.

7.1 Atemwahrnehmung

Laut Spachtholz soll sich das Kind von der Kraft, die in seinem Atem steckt, überzeugen und unterschiedliche Weisen zu atmen spielerisch ausprobieren und kennenlernen (1994).

Mit den nachfolgenden Übungen kann ein solch spielerisches Kennenlernen vollzogen werden. Außerdem kann das Kind, wenn auch indirekt und über Vorstellungen, dauerhaft nur das Atemmuster verändern, wenn es Atmung und Atmungsbewegungen bei sich selbst gespürt und wahrgenommen hat.

1.Stempeln

Ziel: Wahrnehmen der Atmung in Abhängigkeit von Bewegung und Druck.

Durchführung: Das Kind darf sich verschiedene Stempel heraussuchen. Je nach vorhandenen Stempelmotiven können Bilder zu unterschiedlichen Themen gestaltet werden. Das Kind soll beim Stempeln seine Atmung beobachten. Was passiert, wenn es den Stempel auf das Papier drückt (evtl. wird die Luft angehalten)? Was passiert wenn es den Druck wieder löst (evtl. atmet es weiter oder es kommt sogar zu einem kurzen geräuschvollen Sprengen der Stimmlippen – bei festem Druck)?

Mit dem Kind werden im Anschluss die verschiedenen Atemweisen besprochen.

2. Federpusten

Ziel: Wahrnehmen der Stärke des Ausatmungsstroms und Dosieren des Anblasdrucks (Ausatmungsfunktion „Pusten").

Durchführung: Eine Feder soll zuerst mit sehr geringem Atemstrom von der Handfläche weggepustet werden (kleiner Wind/leichte Brise). Danach soll das Kind die Feder mit aller Kraft des Ausatemstroms von der Handfläche blasen (großer Wind/Sturm). Daraus kann ein Wettspiel entwickelt werden. Sieger ist, wer seine Feder am weitesten pusten kann.

Dem Kind sollte aber verdeutlicht werden, dass für die Stimme weder das eine noch das andere Extrem günstig ist. Es sollte mit ihm danach ein stetiger Ausatemstrom mit nicht zu starkem Anblasdruck eingeübt werden (sonst Hyperfunktion).

3. Schiffsreise

Ziel: Wahrnehmen der Stärke des Anblasdrucks durch lange Ausatmung (Ausatemfunktion „Blasen").

Durchführung: Mit dem Kind wird eine Situation mit einem Schiff auf dem Meer gespielt. Hier gibt es verschiedene Windstärken, bei denen das Schiff unterschiedlich reagiert:

Windstille	– das Schiff liegt still im Wasser,
sanfte Brise	– das Schiff schaukelt auf dem Wasser,
kräftiger Wind	– das Schiff bewegt sich stärker,
Sturm	– das Schiff schaukelt heftig und droht umzukippen.

Zur Veranschaulichung kann aus einer Nussschale (oder aus anderem Material) ein Schiff gebastelt werden. Es wird in einer Schüssel mit Wasser unterschiedlich stark angepustet. Eine andere Möglichkeit ist die Darstellung des Schiffes durch die Therapeutin oder das Kind. Der jeweils andere ist der Wind und pustet in den verschiedenen Windstärken, wobei „das Schiff" entsprechend reagiert.

Hinweis: Thematisch wird diese Übung in Kapitel 9.2 Rufübungen: Übung 1 auf S. 139 weitergeführt.

4. Windmühle

Ziel: Wahrnehmen der Stärke des Anblasdrucks (Ausatemfunktion „Pusten").

Durchführung: Mit dem Kind kann ein Windrad, das als Windmühle dient, angepustet werden. Auch hierbei gibt es wieder unterschiedliche Windstärken, die dem Kind die unterschiedlichen Luftstromstärken verdeutlichen sollen. Mit älteren Kindern kann bei dieser Übung auch mit Vorstellungshilfen gearbeitet werden.

5. Seifenblasenpusten

Ziel: siehe Übung 4 (Windmühle).

Durchführung: Seifenblasen können einmal mit kräftigem Luftstrom und einmal mit geringem Luftstrom gepustet werden. Die Kinder werden dabei feststellen, dass ein gewisser Anblasdruck nötig ist, um überhaupt Seifenblasen entstehen zu lassen, er aber nicht zu stark sein darf, da sonst die Seifenblasen platzen.

6. Anhauchen

Ziel: Wahrnehmen der Ausatemfunktion „Hauchen“, Wahrnehmen der Weite bzw. Enge im Rachenraum.

Durchführung: Das Kind kann entweder ein Stofftier oder, in seiner Vorstellung, ein kleines Tierchen in den Händen halten. Das Tier zittert vor Kälte und das Kind haucht dem Tier wärmendes Leben ein. Das Tier fühlt sich durch den warmen Ausatemstrom des Kindes wohl. Das Tier erwärmt sich und fängt an, sich zu räkeln.

7. Riechen

Ziel: Erspüren der Atemräume durch lange Einatmung (Einatemfunktion „Schnuppern“), Kräftigung der Einatmungsmuskulatur.

Durchführung: Das Kind soll sich eine gut riechende Blume oder den Geruch von gutem Essen oder einen sonstigen guten Geruch vorstellen. Diesen Geruch soll es in seiner Vorstellung durch die Nase tief in sich aufnehmen (einschnuppern). Bei jüngeren Kindern können auch reale Gerüche verwendet werden (z. B. eine Tasse mit Kakao oder Tee, eine gut riechende Blume …).

Im Anschluss an alle vorangegangenen Übungen kann mit älteren Kindern reflektiert werden, wie sich die Atmung jeweils angefühlt hat und welche Form der Atmung für sie angenehm oder unangenehm war.

8. Die Reise des Atems

Ziel: Wahrnehmen der Atemräume und des Wegs, den die Atemluft bei der Einatmung nimmt.

Durchführung: Das Kind kann sich auf den Rücken legen oder sich auf einen Stuhl setzen und soll dem Text, den die Therapeutin vorliest, aufmerksam zuhören und dabei den Weg des Atems nachvollziehen.

Wir wollen unseren Atem einmal näher kennenlernen. Dafür setzen wir uns aufrecht hin. Der Rücken soll gerade und aufrecht sein. Stelle dir vor, dass an deinem Kopf ein Faden befestigt ist, der dich wie eine Marionette nach oben zieht und deinen Rücken dadurch gerade werden lässt und so hält. Lasse deine Hände locker und leicht in deinem Schoß ruhen. Nun wollen wir mit dem Atem in den Körper reisen. Ganz aufmerksam folgen wir ihm:

Sei beim Einatmen ganz aufmerksam auf das, was du dabei empfinden kannst. In der Nase befinden sich viele kleine Härchen, die die Luft reinigen, sie anfeuchten und anwärmen, bevor sie weiter in deinen Körper strömt. Tief unten im Rachen hast du sicher ein anderes Gefühl für die einströmende Atemluft.

Nun stelle dir vor, dass du der Atemluft weiter nach unten in die Luftröhre folgen kannst. Hier verteilt sich die Luft durch Bronchien gleichmäßig in die Lungenflügel, die sich in deiner linken und rechten Brustseite befinden. Damit sich die Lunge füllen kann, braucht sie Platz. So sinkt beim Einatmen das Zwerchfell. Du kannst es dir wie einen Fallschirm vorstellen: Das Zwerchfell sinkt nach unten in den Bauch und drückt die Organe nach außen. Dabei dehnt sich dein Bauch aus wie ein Luftballon. Wenn du deine Hände auf den Bauch legst, kannst du das spüren. Wenn du einatmest, wird dein Bauch dick und rund. Wenn du ausatmest, wird er ganz dünn und flach. Sei ganz aufmerksam und schaue deinem Bauch zu. Durch das sich auf- und abbewegende Zwerchfell wird er bei der Einatmung immer wieder rund und bei der Ausatmung flach. Ein- und wieder ausatmen. Einatmen – rund, ausatmen – ganz flach. Ganz fein und sanft strömt die Luft an den Nasenlöchern ein. Nun folge der Luftströmung auf ihrem Weg durch die Nase.

9. Wahrnehmung der Bauchatmung

Ziel: Intensives Wahrnehmen der Bauchbewegung während des Atmens, Sensibilisierung für eine physiologische Bauchatmung.

Durchführung: Das Kind liegt auf dem Rücken und darf ein dafür mitgebrachtes Stofftier auf seinen Bauch legen. Es soll die Auf- und Abbewegungen des Stofftiers und damit die Atembewegung wahrnehmen. Für das Kind ist es evtl. hilfreich, wenn die Therapeutin das Erspüren der Atembewegung verbal begleitet (siehe Ende Übung 8).

10. Schnüffelübung

Ziel: Wahrnehmen des Einatmungswegs durch die Nase und Vertiefung der Atmung durch Einatmungsimpuls (Ausweitung des Brustkorbs).

Durchführung: Das Kind soll in kräftigen Schnüffelzügen durch die Nase einatmen. Als Hilfe können hierzu ätherische Öle oder Vorstellungshilfen wie z. B. die Vorstellung eines angenehmen Geruchs verwendet werden (Blumen, frischgebackener Kuchen).
Bei der Durchführung ist es wichtig, darauf zu achten, dass das Kind keine Hochatmung anwendet. Das Einschnüffeln soll immer mit einer vertieften Atmung und einer Weitung des Brustkorbs verbunden sein. Der Effekt wird verstärkt, wenn sich das Kind bei der Einatmung mit einem Finger ein Nasenloch zuhält.

11. Konzert für ein Instrument und eine Luftpumpe (Atemrhythmus)

Ziel: Wahrnehmen von unterschiedlichen Atemrhythmen und Erfahrung von situationsbezogener Atmung.

Durchführung: Die Übung kann im Stehen oder im Sitzen durchgeführt werden. Kind und Therapeutin spielen mit ihren jeweiligen Instrumenten ein Konzert. Die Therapeutin spielt mit einem Instrument dem Kind zwei verschiedene Töne vor (Klavier, Flöte etc.). Bei dem einen Ton soll das Kind ausatmen und bei dem anderen einatmen. Das Kind hält eine Luftpumpe (sein Instrument) in der Hand, mit der es beim Ausatmen Luft herauspumpt und sie beim Einatmen wieder hereinzieht. Zuerst werden die Töne langsam gewechselt, sodass es ungefähr dem normalen Atemrhythmus des Kindes entspricht. Danach wird der Wechsel etwas schneller vollzogen. Dann sollte zwischen den verschiedenen Tempi gewechselt und mit dem normalen Atemrhythmus des Kindes die Übung beendet werden.

Nach der Übung wird mit dem Kind besprochen, welcher Atemrhythmus ihm am besten gefällt und wobei es sich am wohlsten gefühlt hat.

12. Atmung im Alltag

Ziel: Wahrnehmen von unterschiedlichen Atmungsqualitäten im Alltag.

Durchführung: Im Anschluss an die vorhergehende Übung wird jetzt nachgefragt, welche Arten zu atmen das Kind von verschiedenen Situationen kennt (z. B. am Morgen nach dem Aufstehen, vor dem Einschlafen, vor einer Klassenarbeit, nachdem es gerannt ist …). Wann atmet das Kind schnell und wann langsam? Hierzu können die nach-

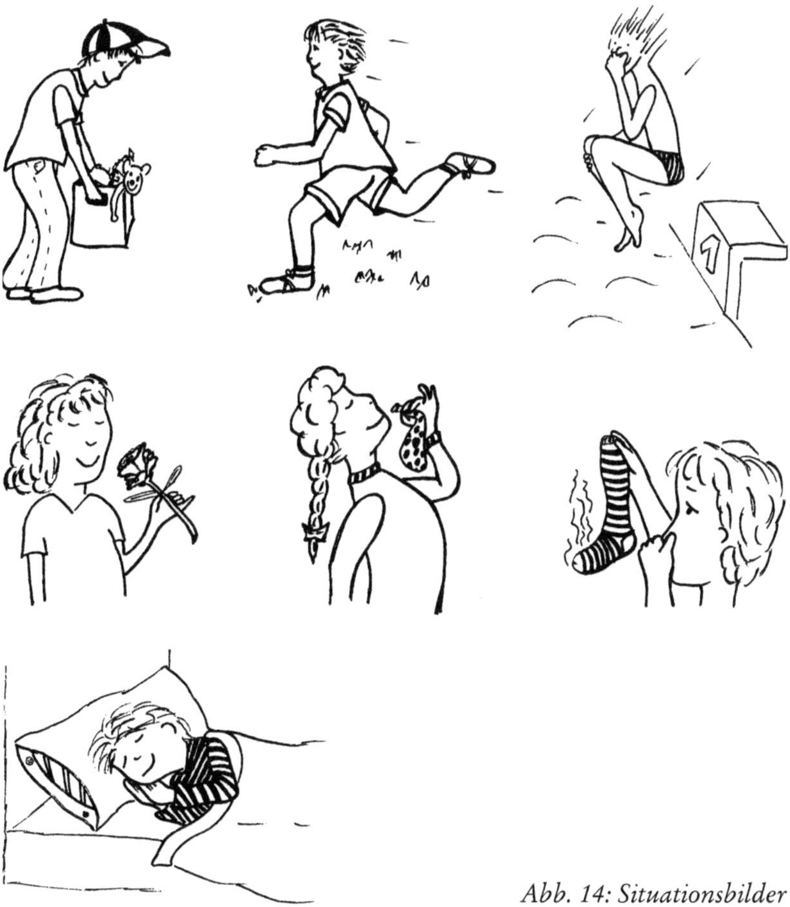

Abb. 14: Situationsbilder

folgenden Situationsbilder verwendet werden. Das Kind soll sich die Situationen vorstellen und die jeweilige Atmungsform nachmachen. Es kann auch in den besprochenen Situationen im Alltag seine Atmung beobachten (siehe Abb. 14).

7.2 Atemintensivierung und -vertiefung

In diesem Bereich wird vorwiegend mit Vorstellungen und Bewegungen gearbeitet. Ziel ist hier die Veränderung des Atemmusters als Vorbereitung und Hilfe für eine physiologische Stimmfunktion. Dabei geht es meist um eine Intensivierung der Atemfunktion und damit verbunden eine Vertiefung der Atmung, die sich entweder in verstärkter Ausweitung des Brustkorbs oder in einer tieferen Bauchatmung zeigt. Um eine physiologische Stimmfunktion zu erreichen, ist es wichtig, Atmung und Stimmgebung zu verbinden. Daher können einige der Übungen auch mit Phonation kombiniert werden. Diese sind im Kapitel 9 „Phonation“ noch einmal aufgeführt und ergänzt.

1. Atemmassage

Ziel: Intensivieren der Aus- bzw. Einatmung.

Intensivieren der Ausatmung

Durchführung: Das Kind liegt auf dem Bauch und die Therapeutin streicht den Körper des Kindes bzw. die verschiedenen Körperteile von oben nach unten mit den Händen ab. Dies geschieht jeweils mit der Ausatmung des Kindes. Dazu kann dem Kind die Vorstellung gegeben werden, es sei eine Karotte, die zuerst noch klein ist. Wenn sie größer wird, wächst die Karotte immer weiter nach unten in die Erde hinein. Das Kind soll spüren, wie es in der Ausatmung immer weiter nachgeben kann (nicht verbalisieren). Mit größeren Kindern kann zur Atemwahrnehmung nach der Übung besprochen werden, ob sie die intensivere passive Einatmung und dadurch die Weitung in Bauch und Flanken gespürt haben.

Intensivieren der Einatmung

Durchführung: Das Kind liegt auf dem Rücken. Die Therapeutin streicht den Körper des Kindes bzw. die verschiedenen Körperteile von unten nach oben ab. Dies geschieht jeweils bei der Einatmung des Kindes. Als Vorstellungshilfe kann dem Kind das Bild eines Luftballons dienen, der immer höher in die Luft aufsteigt.

2. Igel im Winterschlaf

Ziel: Intensivieren der Bauch- und Flankenatmung, Verstärken der Ausatmung und der passiven Einatmung.

Durchführung: Zunächst wird besprochen, dass der Igel Nahrung für seinen Winterschlaf sammeln muss. Es gibt drei verschiedene Sorten von „Nahrungsmitteln" (Nüsse o. Ä. bereithalten), die der Igel jeweils mit „f", „sch" und „s" holt. Wenn er alle Vorräte gesammelt hat, hält der Igel Winterschlaf. Dazu kauern sich das Kind und die Therapeutin in „Päckchenlage" auf dem Boden zusammen (Fersensitz, Kopf liegt vor den Knien auf den verschränkten Armen). Als Höhle wird über den Rücken jeweils eine Decke gelegt. Jetzt hält der Igel Winterschlaf. Nur seine Stacheln bewegen sich beim Atmen.

Das Kind soll nun die Bewegung der Flanken gegen die Decke spüren.

3. Gähnen und Strecken

Beim Gähnen werden laut Cardas „… nicht nur Gesichtsmuskeln, Mund-, Nasen- und Rachenraum, sondern alle Atemregionen des Körpers gedehnt. So auch die unteren Rippenräume und der gesamte Bauch-Beckenraum bis hinab zum Beckenboden, unserer Atembasis" (1989). Deshalb stellt das ausgiebige Gähnen auch die natürlichste Form der Tiefenatmung dar.

Ziel: Intensivieren der Tiefenatmung.

Durchführung: Mit dem Kind wird Bauernhof gespielt. Zunächst kann das Kind gefragt werden, ob es schon einmal einer Katze beim Strecken, Räkeln und Gähnen zugesehen hat.

Die Vorstellung kann es den Kindern in der anschließenden Übung erleichtern, sich ebenso zu räkeln und zu gähnen. Auf dem Bauernhof werden alle Tiere vom Hahn früh morgens aufgeweckt. Alle sind noch etwas müde und kommen einer nach dem anderen aus dem Stall. Das Kind und die Therapeutin spielen die Tiere, die sich recken und strecken und herzhaft gähnen (siehe Abb. 15).

Hinweis: Dieses Spiel kann anschließend mit Stimmübungen fortgeführt werden (s. Übung „Bauernhof", S. 136).

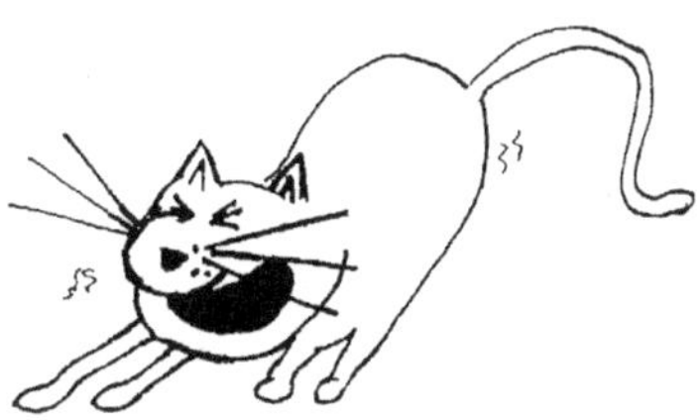

Abb. 15

4. Rücken an Rücken (Übung für ältere Kinder)

Ziel: Wahrnehmen der Atembewegungen am Rücken und an den Flanken, Vertiefen der Atmung.

Durchführung: Die Therapeutin und das Kind setzen sich Rücken an Rücken entweder auf einen Hocker oder im Schneidersitz auf den Boden. Die Therapeutin gibt dem Kind Anweisungen, was es spüren soll: die Berührung der beiden Rücken, die Atembewegungen am Rücken und an den Flanken.

5. Finger besuchen sich

Ziel: Verbinden der verschiedenen Atemregionen und deren Aktivierung.

Durchführung: Die Fingerspitzen sollen, wie die Abbildung 16 zeigt, zusammengehalten werden.

Dabei wird jeweils ein Atmungsbereich durch die Berührung der Finger besonders angesprochen:

Daumen	–	Kopfbereich
Zeigefinger	–	Halsbereich
Mittelfinger	–	Brustbereich
Ringfinger	–	Bauchregion
Kleiner Finger	–	Beckenregion

Die Finger des Kindes dürfen sich besuchen. Jeweils die gleichen Finger (wie oben aufgeführt) der beiden Hände besuchen einander. Dazu können auch Gesichter auf die jeweiligen Finger gemalt werden. Eventuell kann diese Übung mit einer kräftigen Ausatmung und einer passiven Einatmung (Ausatmer) oder einer aktiven Einatmung (Einatmer) verbunden werden. Allerdings sollten die Fingerpaare sich nacheinander besuchen, um damit die Atmung in jeweils einer Region zu intensivieren.

6. Die reitenden Indianer (Gymnastikballhüpfen)

Ziel: Herausschleudern des Ausatemstroms durch Lockerheit und Bewegung, Vermeiden einer Verspannung der Atmungsmuskulatur und dadurch des Zurückhaltens von Luft bei der Ausatmung, Erfahren von Ausatmung ohne kompensatorischen Druck der Ausatmungsmuskulatur.

Durchführung: Das Kind und die Therapeutin sitzen jeweils auf einem Gymnastikball und wippen (siehe Abb. 17). Beim Wippen wird auf die Laute „f“, „s“ und „sch“ lang gezogen ausgeatmet. Als Spiel und Vor-

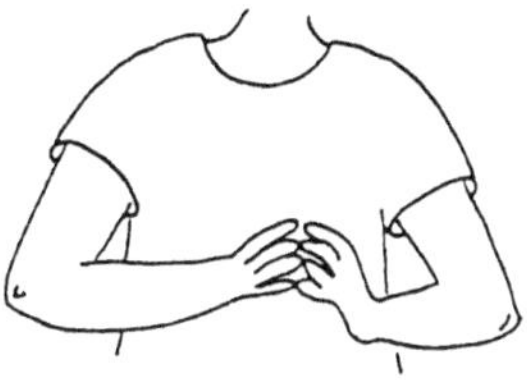

Abb. 16

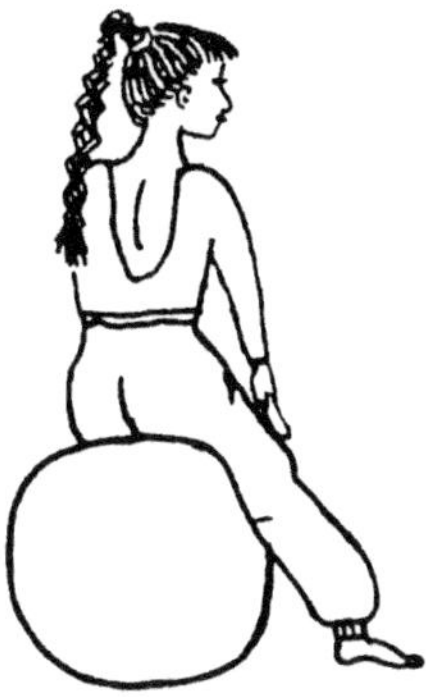

Abb. 17

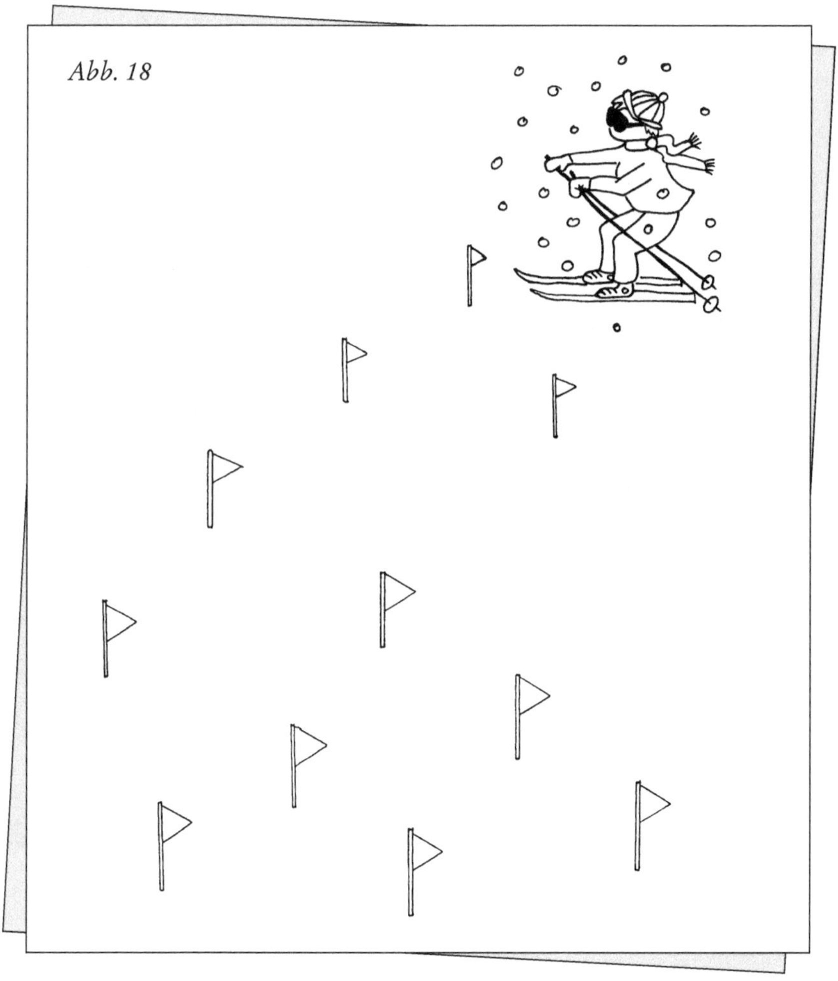

stellungshilfe für das Kind kann eine Indianergeschichte dienen. Der Gymnastikball ist das Pferd, auf dem die Indianer unterwegs sind. (Eine Geschichte, wohin sie reiten und was sie zu tun haben, ist der Fantasie der jeweiligen Therapeutin überlassen). Mit den Lauten „f", „s" und „sch" spornen sie ihre Pferde an, damit sie schnell an ihr Ziel kommen.

Hinweis: Diese Übung kann anschließend mit **Phonation** weitergeführt werden (siehe dazu S. 122). Thematisch und inhaltlich angeschlossen werden kann auch die Übung „Geheimschrift", S. 130.

7. Skifahrer

Ziel: siehe vorherige Übung 6, Beweglichkeit, Lockerheit und Weitung im Brustkorb.

Durchführung: Kind und Therapeutin stehen sich gegenüber. Jeder hält mit beiden Händen Kegel oder etwas Ähnliches, die die Skistöcke symbolisieren sollen. Allerdings ist es wichtig, dass der Gegenstand nicht bis auf den Boden reicht. Die Arme mit den Kegeln sollen gegengleich am Körper entlang nach vorne und hinten geschwungen werden (siehe Abb. 18). Dazu muss der Skifahrer im Rhythmus etwas in die Knie gehen (leicht beugen). Dazu wird auf „f", „s" oder „sch" ausgeatmet. Auch bei dieser Übung kann eine Geschichte für die Vorstellungskraft des Kindes hilfreich sein.

Als Hilfe für die häusliche Übung kann dem Kind das Bild des Skifahrers von Abbildung 18 mitgegeben werden. Hier kann das Kind den Skifahrer einen Slalom um die Fahnen fahren lassen. Wenn die Übung in der Therapiesituation mit Bewegung gut geklappt hat, kann das Kind zu Hause auch versuchen, die Atemübung beim Malen umzusetzen.

Hinweis: Diese Übung wird auf S. 128 noch einmal mit Stimmgebung beschrieben.

8. Schießbude

Ziel: Weiten der Atemräume und intensive, passive Einatmung, Ausatmung ohne Druckaufbau.

Durchführung: Kind und Therapeutin sind auf dem Jahrmarkt. Sie stehen in Schrittstellung vor einer Schießbude (die Schießbude sollte ein Brett/Regal sein, das in Augenhöhe des Kindes angebracht ist. Auf dem Brett können Korken oder andere Gegenstände stehen, die leicht umfallen). Jetzt kann ein Gegenstand aus der Schießbude „abgeschossen" werden. Während des „Abschießens" soll das Kind auf „f", „sch" oder „s" ausatmen.

Beim Ausatmen bewegt sich ein Arm in Augenhöhe auf einer Linie aus der angewinkelten Position heraus langsam nach vorne. Dabei ist der Zeigefinger nach vorne gestreckt, um das Ziel zu treffen. Gleichzeitig mit dem Arm bewegt sich auch der ganze Körper auf das Ziel zu, wobei das Kind zwar an Ort und Stelle stehen bleibt, aber leicht in die Knie geht. Erreicht der Zeigefinger das Ziel, wird die Vorwärtsbewegung so lange weitergeführt, bis der Gegenstand umgeworfen wurde. Anschließend wird die passive Einatmung abgewartet, mit der die Rückwärtsbewegung in die Ausgangsposition vollzogen wird.

Für jeden „abgeschossenen" Gegenstand gibt es einen Punkt. Um das Spiel noch etwas spannender zu gestalten, können auch verschiedene Gegenstände ausgewählt werden, die dann unterschiedlich viele Punkte wert sind.

Hinweis: Diese Übung kann mit Phonation fortgesetzt werden (s. Kapitel 9.1, Resonanzaufbau Übung 1, S. 125).

9. Obstsalat oder Gemüsesuppe

Ziel: Aktivieren der Lippenrundung und der Einatmungsmuskulatur durch Ansaugen, ggf. **Steigerung** der **Zwerchfellaktivität.**

Durchführung: Bildkärtchen aus Papier mit verschiedenen Obst- oder Gemüsesorten werden ausgelegt und mit dem Kind vereinbart, dass ein Obstsalat gemacht oder eine Gemüsesuppe gekocht werden soll. In einiger Entfernung wird eine Schüssel oder ein Topf aufgestellt. Das Kind soll mit dem Mund jeweils ein Bildkärtchen ansaugen und es so zur Schüssel oder zum Topf bringen. Dort kann es das Bildkärtchen fallen lassen.

Um die Zwerchfellaktivität zu steigern, kann das Bildkärtchen mit einer kräftigen Ausatmung in das jeweilige Behältnis weggestoßen werden. Dabei ist allerdings darauf zu achten, dass die Kraft für den Ausatemstoß durch die Zwerchfellbewegung erzeugt wird.

10. Bogenspannen (Indianer)

Ziel: Erweitern des Brustkorbs und Aktivierung der Einatmungsmuskulatur mit Förderung der Einatmungstendenz.

Durchführung: Für diese Übung kann ein Pfeil-und-Bogen-Spiel aus dem Spielwarenhandel oder ein selbst gebastelter Bogen aus einem dünnen biegsamen mit Schnur bespannten Ast verwendet werden.

Das Kind soll mit lockerem Körper in Schrittstellung stehen. Der Bogen wird mit dem ausgestreckten Arm gehalten. Dabei fixiert das Kind ein Ziel. Mit der anderen Hand wird die Sehne bzw. Schnur etwa in Schulterhöhe gefasst und nach hinten gespannt. Das Kind soll nun die entstandene gesamtkörperliche Spannung einen Moment halten und dann mit einem „fffffff“ lösen.

11. Kochgerüche

Ziel: Vertiefen der Einatmung durch Intention (Einatemfunktion Schnuppern = langsames Einatmen/Schnüffeln = kurzes stoßweises Einatmen).

Durchführung: Mit dem Kind wird eine Szene entworfen, in der es von der Schule/dem Kindergarten nach Hause kommt und es im ganzen Haus schon nach leckerem Mittagessen riecht (Lieblingsessen erfragen). Das Kind nimmt den Essensduft wahr und macht sich auf die Suche, woher der Duft kommt. Es geht dabei mit gesteigerter Aufmerksamkeit und Intention durch das Haus und atmet den Geruch von leckerem Essen ein.

Für kleinere Kinder kann man die Übung insofern abwandeln, dass man zuvor ein Haus mit Bausteinen baut oder den Therapieraum in verschiedene Zimmer des Hauses einteilt, durch die das Kind auf der Suche nach dem Essen gehen muss. Am Ende der Suche („in der Küche“) kann eine Kleinigkeit zu Naschen versteckt sein.

12. Krokusblüte

Ziel: Weiten des Brustkorbs und Intensivieren der Einatmung, zusätzliche Rachenweitung.

Durchführung: Die Übung wird im Stehen durchgeführt. Das Kind wird angeleitet, bei der Einatmung seine Arme seitlich nach oben bis über den Kopf anzuheben. Oben treffen sich die Fingerspitzen oder die Hände. Die Aufwärtsbewegung der Arme wird mit Handflächen nach oben ausgeführt. Dabei soll sich der Mund zur Einatmung nach oben öffnen, wobei das Kinn in seiner Stellung verharrt und der Kopf sich etwas in den Nacken legt, sodass die Augen am Ende der Bewegung die zusammengeführten Hände sehen können. Mit der Ausatmung gleiten die Arme an den Seiten dann wieder nach unten bis an die Beine.

Das Kind kann sich bei dieser Übung vorstellen, es sei einer der ersten Krokusse, die im Frühling ihre Köpfe langsam aus der Erde stecken. Bei der Ausatmung öffnet sich die Blüte ganz, und das Kind beschreibt am Ende der Übung, welche Farbe die Krokusblüte hat.

Hinweis: Es ist sinnvoll, diese Übung auch mit Phonation durchzuführen (s. Übung 4, Kapitel 9.1 „Resonanzaufbau", S. 127).

13. Der Gummimensch

Ziel: Weiten des Brustkorbs und Intensivieren der Einatmung, Dosieren der Luftabgabe und Beibehalten der Einatmungstendenz.

Durchführung: Das Kind stellt sich vor, ein aufblasbarer Gummimensch zu sein (wie z. B. bei Hüpfburgen). Zunächst kauert der Gummimensch in sich zusammengesunken am Boden. Die Therapeutin kann als Anstoß zum Aufrichten den Menschen kurz anpusten. Dann atmet das Kind ein und richtet sich dabei langsam auf – bis es steht. Dabei ist es sehr wichtig, darauf zu achten, dass das Kind nicht in eine Hochatmung kommt, sondern beim Aufrichten sich der Brustkorb weitet. Wenn das Kind steht, „sticht" die Therapeutin den Gummimenschen an, sodass er die Luft wieder abgibt und langsam in sich zusammenfällt. Dieses Zusammenfallen sollte nicht ein völliger Verlust von Spannung sein, sondern eine langsame, dosierte Abgabe der eingeatmeten Luft, wobei die Einatmungstendenz bestehen bleiben soll. Dies kann mit „f", „sch" oder „s" geschehen.

7.3 Reflektorische Atemergänzung

Abspannen

1. Der kaputte Luftballon

Ziel: Einführen in das **Abspannen.**

Durchführung: Dem Kind wird als Vorstellungshilfe gesagt, es sei ein aufgeblasener Luftballon, der angepiekst wird und langsam die Luft verliert. Dabei macht das Kind das Geräusch der entweichenden Luft („fffffff"). Sobald alle Luft aus dem Luftballon geströmt ist, fällt er zusammen (Geräusch: „t"). Das Kind macht nun folgendes Geräusch: „fffffffff – t" und löst mit dem „t" das Zwerchfell und den Bauch.

Zur Weiterführung dieser Übung kann ein aufgeblasener Luftballon mit dem Zeigefinger in die Luft geschubst und dabei das Geräusch „fffffff – t" oder „t" gemacht werden.

2. Eisenbahn

Ziel: Reflektorische Atemergänzung durch Abspannen.

Durchführung: Mit kleineren Kindern wird eine Spieleisenbahn beladen, die verschiedene Gegenstände, Tiere, Menschen etc. von einem zu einem anderen Ort bringen muss (Spielideen: Fahrt in den Urlaub, Tiere machen einen Ausflug, Besuch im Zoo, Transport von Bausteinen für Hausbau …). Wenn die Eisenbahn fährt, darf das Kind in rhythmischer Abfolge das Geräusch der Eisenbahn machen („sch – sch – sch").

Mit älteren Kindern (oder für zu Hause) kann mit dem folgenden Spielplan Eisenbahn gespielt werden. Dabei bekommt jeder Mitspieler eine Spielfigur und würfelt, wie viele „Schritte" er mit der Eisenbahn auf den gezeichneten Schienen „fahren" darf. Für jeden Schritt wird einmal „sch" gebildet (siehe Abb. 19; auch im Internet unter www.reinhardt-verlag.de verfügbar).

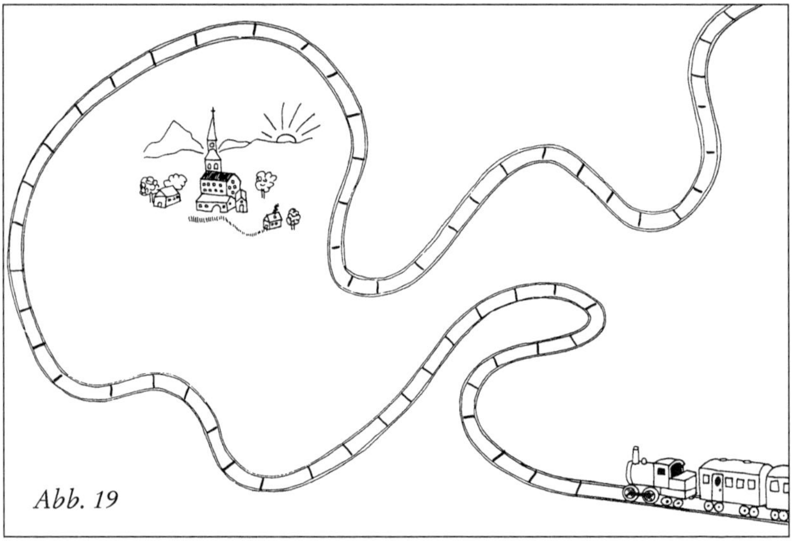

Abb. 19

3. Malermeister und Lehrling

Ziel: Erarbeiten einer rhythmischen Aus- und Einatmung als Vorübung zum Abspannen.

Durchführung: Diese Übung basiert auf der Vorstellung, dass das Kind mit seinem Malermeister (Therapeutin) ein großes Wandgemälde herstellt. Zu jedem Schritt der Gemäldegestaltung darf sich das Kind ausdenken, welche Farbe das neue Muster haben soll. In der Vorstellung wird wie folgt gemalt:

a. Die verwendete Farbe ist sehr alt und zäh und befindet sich in kleinen Farbtöpfchen. Sie muss aus den Farbtöpfen gezogen und an die Wand geworfen werden. Dabei werden das Rausziehen und das Werfen jeweils mit einem „f" begleitet, das wie die Bewegung zwei Impulse haben soll.
b. Die Kleckse an der Wand werden nun mit einem Schwamm verwischt. Begleitend dazu wird ein „sch" gebildet, das dem Wischrhythmus angepasst sein soll.
c. Danach werden mit einem Quast dicke Linien auf die Wand gemalt. Dazu wird auch mit „sch" ausgeatmet.
d. Es folgen feine Linien, die aus einem Wasserfarbkasten mit einem sehr dünnen Pinsel gemalt werden. Hierzu soll begleitend ein „s" gebildet werden. Anschießend können die Linien noch mit einem Punkt beendet werden, was mit „ssss – t" begleitet wird. Dabei soll das Kind bei „t" abspannen.
e. Aus einem größeren Farbtopf werden jetzt mit einem Pinsel Punkte in verschiedenen Farben auf das Bild getupft. Als begleitende Laute werden zu jedem Punkt „p", „t" oder „k" gebildet. Dabei soll bei jedem Laut ein eindeutiger Bauchimpuls erfolgen.

Jetzt ist das Wandgemälde fertig (siehe Abb. 20). Der Malermeister und sein Lehrling begutachten zusammen ihr Gemälde und kommentieren es.

4. Das Schlangenhaus

Ziel: bewusstes Abspannen.

Bauanleitung Schlangenhaus: Zunächst wird ein Schlangenhaus gebaut. Dieses kann die Therapeutin selbst oder gemeinsam mit dem Kind gestalten. Benötigt werden ein Schuhkarton, Wollreste, Schere und wahlweise Geschenkpapier/buntes Tonpapier und Tapetenkleister zum Bekleben des Kartons. Seitlich werden mit der Schere in den Schuhkarton Löcher gebohrt, durch die Wollfäden („Schlangen") gezogen werden. Die Fäden können unterschiedlich farbig und dick sein und sollten eine unterschiedliche Länge haben (z. B. Farben nach dem Farbwürfel aussuchen und würfeln, welche „Schlange" herauskommen darf). Am Ende jedes Fadens im Inneren des Kartons wird ein Knoten gemacht. Am äußeren Ende kann an jeder „Schlange" mit einer eingeknoteten Perle noch ein Kopf befestigt werden (Abb. 21).

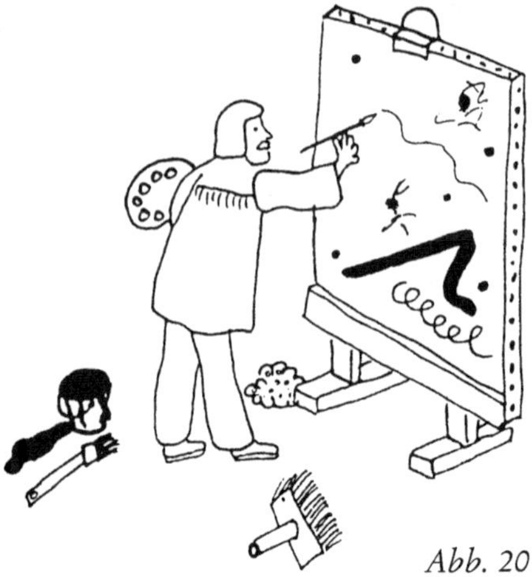

Abb. 20

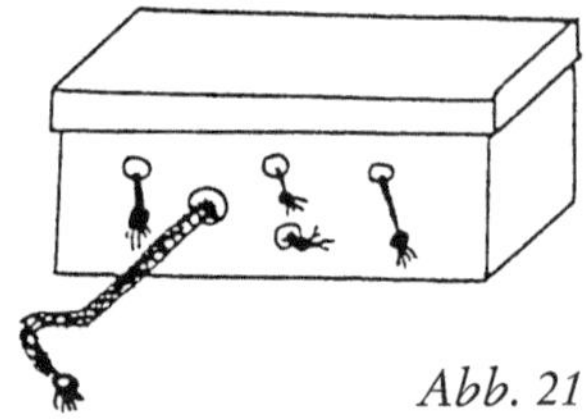

Abb. 21

Durchführung: Nun können die „Schlangen“ aus ihrem Haus herausgezogen werden. Das Kind zieht mit Daumen und Zeigefinger am Kopf der „Schlange“ und atmet dabei solange ein stimmloses „s“ aus, wie es den Faden herausziehen kann. Sobald sich der Faden nicht weiter ziehen lässt, löst das Kind die Spannung (auch der Finger) mit einem „t“ und spannt dabei ab.

5. Pferde antreiben

Ziel: Abspannen auf Wortebene.

Durchführung: Therapeutin und Kind sind Cowboys und müssen eine Herde Pferde auf eine andere Weide treiben. Dabei rufen sie „Hopp!“, „Hopp, hopp!“ oder „Hepp!“. Dies kann im Stehen oder auf einem Gymnastikball sitzend geschehen. Um für jüngere Kinder die Intention zu vergrößern, ist es sinnvoll, ein paar Pferde als Spielfiguren hinzuzunehmen.

Hinweis: Als inhaltlicher und thematischer Einstieg bzw. als Ergänzung können folgende Übungen durchgeführt werden: „Die reitenden Indianer“, siehe S. 86 und 126 und „Pferde einfangen“ S. 140.

6. Steine in den See werfen

Ziel: Abspannen auf Wortebene.

Durchführung: Kind und Therapeutin stellen sich vor, sie stehen an einem See und haben kleine flache Steine, die in den See geworfen werden. Als Steine können Muggelsteine oder kleine richtige Steine verwendet werden. Die Steine werden in einen bereitgestellten, mit etwas Wasser gefüllten Eimer geworfen. Wer die meisten Steine in den Eimer wirft, hat gewonnen.

Jedesmal, wenn ein Stein geworfen wird und im Eimer landet, wird das mit dem Ausruf „Plumps!" kommentiert. Dabei soll abgespannt werden. Die Schwierigkeit kann von niedrig (einmal „Plumps" rufen) bis hoch (mehrmals schnell hintereinander „Plumps" rufen) gesteigert werden.

7. Abspannen mit Intention

Ziel: Abspannen auf Satzebene.

Durchführung: Kind und Therapeutin überlegen sich zu den folgenden Ausrufen Situationen und stellen sie sich vor (z. B. auf dem Schulhof, beim Spielen mit anderen Kindern, im Gespräch mit den Eltern).

Für jüngere Kinder ist es der Fantasie der jeweiligen Therapeutin überlassen, Spielsituationen zu erfinden, in denen die Ausrufe verwendet werden können. In Spielsituationen können z. B. auch Handpuppen verwendet werden.

„Lass los!" – „Au, das tut weh!" – „Halt, pass doch auf!" – „Ich will das nicht!" – „Lass mich in Ruhe!" – „Was macht ihr da?" – „Das glaub ich nicht!" – „Du, mach das nicht noch einmal!" – „Kommst du zu mir?" – „Wieso denn nicht?" – „Gib mir das jetzt!" – „Nicht jetzt, sofort!" – „Muss das denn sein?" – „Ich kann jetzt nicht!" – „Ich will jetzt nicht!" – „Das schmeckt sehr gut!" – „Stopp, halt mal an!" – „Mach doch schneller!" – „He, hier bin ich!" – „Jetzt geht's los!"

8. Fingerspiele und Gedichte

Ziel: Abspannen auf Textebene.

Durchführung: Mit jüngeren Kindern werden Verse in Form von Fingerspielen gelernt (hier sei auf das Repertoire der durchführenden Therapeutin verwiesen). Mit älteren Kindern kann ein Gedicht gelesen oder erlernt werden. Dabei ist es hilfreich, als Abspannhilfe eine Bewegung einzusetzen. Das Kind zieht etwa so lange ein Gymnastikband oder einen alten Fahrradschlauch auseinander, wie es eine Zeile des Gedichtes spricht, und löst beim Abspannen die Spannung des Bandes. Auch kann es als Abspannhilfe einen Ball prellen.

Neben ganzkörperlichen Bewegungen ist das Sprechzeichnen eine gute Möglichkeit, das Abspannen auf Textebene einzuüben. Einige Sprechzeichenverse sind im nachfolgenden Abschnitt „Atemrhythmisch angepasste Phonation" aufgeführt.

Anhand der folgenden Gedichte erarbeitet die Therapeutin mit dem Kind wo und wie es in einem Text abspannen soll.

Drei Spatzen

In einem leeren Haselstrauch
Da sitzen drei Spatzen, Bauch an Bauch

Der Erich rechts und links der Franz
Und mittendrin der freche Hans.

Sie haben die Augen zu, ganz zu,
Und obendrüber, da schneit es, hu!

Sie rücken zusammen dicht, ganz dicht.
So warm wie der Hans hat's niemand nicht.

Sie hör'n alle drei ihrer Herzlein Gepoch.
Und wenn sie nicht weg sind, so sitzen sie noch.

(Von Christian Morgenstern; zitiert nach: Krüss 1959, 117)

Der Frosch

Der Frosch sitzt in dem Rohre
der dicke, breite Mann,
und singt sein Abendliedchen,
so gut er singen kann!
Quak, quak!

Er meint, es kling' gar herrlich,
könnt's niemand so wie er;
er bläst sich auf gewaltig,
meint wunder, was er wär'!
Quak, quak!

Mit seinem breiten Maule
fängt er sich Mücken ein,
guckt mit den dicken Augen
froh nach der Sonne Schein.
Quak, quak!

Das ist ein ewig Quaken,
er wird es nimmer müd',
solange noch ein Blümchen
im Wiesengrunde blüht.
Quak, quak!

Herr Frosch, nur zugesungen!
Er ist ein lust'ger Mann.
Im Lenz muss alles singen,
so gut es singen kann.
Quak, quak!

(Von Georg Christian Dieffenbach; zitiert nach: Lemmermann 1969, 25)

9. Der Marktstand

Ziel: Einüben des Abspannens in freier Rede.

Durchführung: Mit dem Kind wird ein „Marktstand" zusammen aufgebaut. Dort können die verschiedensten Waren angeboten werden. Das Kind ist zunächst Verkäufer und bietet die Ware an. Um Käufer anzulocken, ruft es aus, welche Ware es hat. Dabei soll auf das Abspannen geachtet werden. Beispiele: „Frische Erdbeeren!", „Äpfel – 2 Pfund – 3 Euro!", „Kopfsalat – Wer will Kopfsalat?", „Frischer Fisch – direkt von der Nordsee!" etc. Die Therapeutin kauft auf dem Markt ein und kommt zu dem Stand des Kindes. Nun wird im Gespräch weiterhin das Abspannen eingesetzt. Anschließend tauschen Therapeutin und Kind die Rollen.

Atemrhythmisch angepasste Phonation

1. Kofferpacken

Ziel: Wahrnehmen der Atemmittellage bzw. deren Überziehen, Verändern der Sprechweise durch Abspannen und Atempausen.

Durchführung: Dieses Spiel kann mit dem handelsüblichen Kofferpackspiel, mit Realgegenständen oder imaginär durchgeführt werden (je nach Alter des Kindes). Kind und Therapeutin packen abwechselnd Gegenstände in den Koffer und wiederholen dabei alles, was bereits im Koffer ist, in der richtigen Reihenfolge.

Zunächst wird seitens der Therapeutin noch nicht auf die Atmung hingewiesen, sondern beobachtet, ob das Kind die Atemmittellage einhält bzw. wann es Pausen macht. Anschließend soll *das Kind* darauf achten, wann es eine Atempause macht und ob es schon vor der Pause keine oder kaum mehr Luft hat.

Als nächster Schritt bespricht die Therapeutin mit dem Kind, wie wichtig Atempausen für die Stimmgebung sind. Es wird vereinbart, dass nach jedem oder jedem zweiten Gegenstand, der in den Koffer gepackt wird, eine Pause erfolgt (abgespannt wird). Das Kind sollte zum besseren Verständnis und zum Vereinfachen der Durchführung das Abspannen bereits erlernt haben.

2. Schifffahrt

Ziel: Einüben der atemrhythmisch angepassten Phonation mit Bewegung.

Durchführung: Diese Übung kann die Fortsetzung von Übung 1 darstellen, thematisch: Die Koffer sind gepackt, jetzt geht die Reise los; und inhaltlich: weiteres Einüben der atemrhythmisch angepassten Phonation.

Mit dem Kind wird aus Matten etc. ein Schiff gebaut, auf das Therapeutin und Kind sich setzen oder stellen. Dabei kann eine Wippe, ein Eutonieblock (halbrunder Balken) oder ein Gymnastikball hilfreich sein, auf der/dem man hin und her schaukeln kann. Falls dies nicht zur Verfügung steht, führen Kind und Therapeutin die Schaukelbewegung ohne Hilfsmittel durch. Die Bewegung kann nach vorne und hinten oder seitlich ausgeführt werden.

Kind und Therapeutin schaukeln also von rechts nach links oder von vorne nach hinten und sprechen dabei den Schiffsvers:

„Ich sah ein Schifflein segeln, wohl segeln übers Meer.
Das war beladen mit Dingen, für mich, bis oben schwer: …"

(abwechselnd zählen das Kind und die Therapeutin im Wechsel zu den Schaukelbewegungen die Fracht des Schiffs auf: Süßigkeiten, Autos, Obst, Spielzeug …).

Beim Sprechen des Verses und der Aufzählung wird auf die atemrhythmisch angepasste Phonation geachtet.

Hinweis: Als Vorübungen und thematischer Einstieg können die Übungen „Schiffsreise“, S. 79 und S. 139, dienen.

3. Sägen

Ziel: siehe Übung 2.

Durchführung: In der Vorstellung wird ein Baumstamm zersägt. Dabei soll bei der Vorwärtsbewegung jeweils eine Zeile gesprochen werden. Bei der Rückwärtsbewegung erfolgt die Einatmung.

Wenn das Ho-
wenn das Ho-
wenn das Holz in Späne fliegt,

jeder O-
jeder O-
jeder Ofen Feuer kriegt,

man im wa-
man im wa-
man im warmen Bette liegt,

nicht der ka-
nicht der ka-
nicht der kalte Winter siegt.

4. Das Krokodil

Ziel: siehe Übung 2.

Durchführung: Das Kind ist ein Krokodil und liegt am Boden auf dem Bauch. Es streckt die Arme abwechselnd nach vorne, als wollte es etwas schnappen. Dabei erfolgen die Einatmung beim Vorstrecken des Armes und das Sprechen einer Zeile beim Zurückziehen.

Ich bin das Krokodil
und fresse gern und viel
und liege meist mit Wonne
faul hier in der Sonne.
Doch wenn du mir zu nahe kommst, dann lauf,
sonst fress' ich dich mit Haut und Haaren auf!

5. Sprechzeichnen

Ziel: Anwenden der atemrhythmisch angepassten Phonation im Vers.

Durchführung: Gezeichnet werden kann auf einer Tafel, am Spiegel oder auf einem Blatt.

a) Das Haus vom Nikolaus

Beim Sprechen des Verses wird ein Haus gemalt. Dabei soll möglichst der Stift nicht abgesetzt werden, damit die Bewegungen und das Sprechen rhythmisch aufeinander abgestimmt sind. „Das ist das Haus vom Nikolaus!"

b) Die Schnecke

Beim Sprechen dieses Verses wird ein Schneckenhaus gemalt, wobei jeweils eine Zeile mit der Bewegung ins Innere und eine Zeile mit der Bewegung nach außen gesprochen wird. Am Ende jeder Zeile wird abgespannt.

Schneck', Schneck', Schneck',
du hast ein gut' Versteck.
Komm heraus aus deinem Haus,
strecke deine Fühler aus,
denn sonst ist dein Futter weg,
Schneck', Schneck', Schneck'.

In gleicher Weise – wie in den Übungen 5 a und 5 b – können weitere bekannte Sprechzeichenverse verwendet werden.

Ziel: Einüben der atemrhythmisch angepassten Phonation auf Textebene.

Durchführung: Das Kind liest eines der nachfolgenden Gedichte und beachtet dabei die atemrhythmisch angepasste Phonation und das Abspannen.

Der Wetterhahn

Wie hat sich sonst so schön der Hahn
Auf unserm Turm gedreht
Und damit jedem kundgetan,
Woher der Wind geweht.

Doch seit dem letzten Sturme hat
Er keinen rechten Lauf;
Er hängt so schief, er ist so matt,
Und keiner schaut mehr drauf.

Jetzt leckt man an den Finger halt
Und hält ihn hoch geschwind.
Die Seite, wo der Finger kalt,
Von daher weht der Wind.

(Von Wilhelm Busch; zitiert nach: Bohne 1960, 281)

Max und Moritz

Ach', was muss man oft' von bösen'
Kindern' hören oder lesen!'
Wie zum Beispiel' hier von diesen,'
welche Max' und Moritz hießen;'
die,' anstatt durch weise Lehren,'
sich zum Guten' zu bekehren,'
oftmals' noch darüber lachten'
und sich heimlich' lustig machten.'

Ja,' zur Übeltätigkeit,'
ja,' dazu ist man bereit!'

Menschen necken,' Tiere quälen,'
Äpfel,' Birnen,' Zwetschgen stehlen,'
das ist freilich' angenehmer
und dazu auch viel bequemer,'
als in Kirche' oder Schule'
festzusitzen' auf dem Stuhle.'

Aber wehe,' wehe,' wehe!'
Wenn ich auf das Ende sehe!'
Ach,' das war ein schlimmes Ding,'
wie es Max' und Moritz ging.'
Darum ist hier,' was sie getrieben,'
Abgemalt' und aufgeschrieben.'

(aus: Wilhelm Busch 2003)

Weitere geeignete Gedichte und Texte sind z. B. bei Josef Guggenmoos (2002; Guggenmoos/Kalow 2002) oder Ursula Wölfel (1993, 2011) zu finden.

8 Artikulation: das richtige Sprechen

Um eine Veränderung der Stimm- und Sprechgewohnheiten zu erreichen, ist die Arbeit an der Artikulation unerlässlich. Durch mundmotorische Übungen soll eine gute Ausgangsbasis bzgl. des Tonus von Kiefer, Lippen, Zunge und Rachenraum geschaffen werden. Hierbei ist neben der Lockerung auch eine bessere Beweglichkeit der Artikulationsmuskulatur Ziel der Übungen. Zum anderen ist eine prägnante Artikulation sehr wichtig, um eine Übertragung der neu erarbeiteten Stimm- und Sprechgewohnheiten in die Alltagssituation zu gewährleisten.

Dies gilt z. B. für den Stimmansatz, der im Rahmen einer Dysphonie nicht selten rückverlagert ist. Ohne das Einüben einer prägnanteren Artikulation besteht die Gefahr, dass der Stimmklang in der Alltagssituation eher rückverlagert bleibt und somit bei der Stimmgebung wiederum Kompensationsmechanismen angewendet werden.

Vor allem bei hyperfunktionellen Dysphonien sind Verspannungen und kompensatorische Anspannungen bei der Stimmgebung im Kiefer-, Lippen- sowie im gesamten Gesichtsbereich zu beobachten. Die folgenden Übungen zur Lockerung und Bewegung für Gesicht, Kiefer, Lippen, Zunge und Rachenraum sollen zur Entspannung der Gesichtsmuskulatur und der Muskulatur im Bereich des Ansatzrohres beitragen und müssen deshalb langsam und ohne Kraftanstrengung durchgeführt werden.

Grundsätzliche Durchführung: Einige der folgenden mundmotorischen Übungen können mit Hilfe des beigefügten Bildmaterials durchgeführt werden. Hierbei können die Bilder abgewürfelt oder -gekegelt oder als Hilfestellung zur Durchführung für das Kind genutzt werden.

Das folgende „Schubladen-Kommodespiel" ist ein Beispiel. Benötigt werden hierzu: zwölf Streichholzschachteln, Klebstoff, folgendes Bildmaterial zu den Mundmotorikübungen, evtl. Süßigkeiten.

Bauanleitung: Die gesammelten Streichholzschachteln werden kommodenartig aufeinandergeklebt.

Durchführung: Mittels eines Zahlenwürfels wird bestimmt, wie viele Schubladen das Kind herausziehen darf. Zuvor legt die Therapeutin in die Schubladen das für die Stunde benötigte mundmotorische Bildmaterial. Die abgebildete Mundmotorikübung führt das Kind nach dem Herausziehen der Schublade durch. Um einen Anreiz zu schaffen, liegen in einigen Schubladen Süßigkeiten.

8.1 Übungen zur Lockerung der Gesichtsmuskulatur

Ziel: Lockerung der gesamten Gesichts- und Kiefermuskulatur.

1. Kuchenteig

Mit den Händen wird das Gesicht wie ein Kuchenteig durchgeknetet, ausgeklopft und glatt gestrichen. Der Kiefer soll dabei locker herabhängen.

2. Grimassen raten

Das Kind und die Therapeutin schneiden Grimassen oder ahmen mit ihren Gesichtsausdrücken Tiere etc. nach. Während der eine die Grimasse macht, muss der andere raten, was diese darstellen könnte. Ein Spiegel ist dabei hilfreich, damit der Agierende seine Grimasse auch sehen kann.

3. Hänge-, Breit- und Spitzmaulfrosch

Ziel: Erleben verschiedener Spannungszustände im Artikulationsbereich „Lippen“ und „Kiefer“. Aktive Muskelentspannung nach dem Vorbild der progressiven Muskelentspannung nach Edmund Jacobson

Durchführung: Dem Kind werden drei Froscharten beschrieben: „Hängemaulfrosch“, „Breitmaulfrosch“ und „Spitzmaulfrosch“. Der Spitzmaulfrosch presst die Lippen angespannt zusammen und zeigt eine geringe Kieferöffnungsweite, während der „Breitmaulfrosch“ ein breit gezogenes Maul mit etwas weiterer Kieferöffnungsweite hat. Der „Hängemaulfrosch“ besitzt ein weich, locker und weit geöffnetes Maul.

Im Wechsel ahmt das Kind die Maulstellungen der Frösche nach und wird von der Therapeutin angeleitet, die Spannungsunterschiede wahrzunehmen. Es sollte dem Kind Gelegenheit gegeben werden, über seine Empfindungen zu sprechen und diese zu bewerten.

Im Anschluss daran kann experimentell das Sprechen mit den verschiedenen Maulstellungen ausprobiert werden. Es bietet sich an, dass Kind dreimal die gleiche, kurze Bildergeschichte erzählen zu lassen und dabei jeweils die Maulstellung zu wechseln.

Nach der Durchführung des Sprechexperimentes wird mit dem Kind besprochen, welche Sprechweise ihm angenehmer war, mit welcher Maulstellung es ausdauernder und belastbarer sprechen konnte, und/oder ob es beim Sprechen An- bzw. Entspannungszustände (Bereiche vorgeben: Lippen, Hals, Kiefer ...) hat erspüren können.

4. Detektiv-Geschichte

Die folgende Geschichte wird von der Therapeutin so vorgelesen, dass das zuhörende Kind die zur Handlung passenden Mundmotorik- und Mimik-Übungen (ähnlich wie bei einem Fingerspiel) parallel zum Text durchführen kann. Grundsätzlich sollte vor einem Spiegel geübt werden. Es handelt sich bei der Geschichte um den Beginn einer Detektivgeschichte. Die Therapeutin lässt der Fantasie des Kindes freien Lauf, die Geschichte selbst zu beenden. Es bietet sich an, die Geschichte zum häuslichen Training der mimischen und mundmotorischen Übungen mit nach Hause zu geben. Darüber hinaus kann in der Folgestunde an die Geschichte angeknüpft werden, indem diese zuerst wiederholt und anschließend die Fortsetzung vom Kind erzählt wird. Die Erzählung des Kindes kann je nach Stand der Therapie zu weiteren Übungszwecken zum Beispiel in den Bereichen Artikulation, reflektorische Atemergänzung, stimmliche Eigenwahrnehmung, Phonation und/oder bewusster Stimmgebrauch genutzt werden.

Theo lag im Bett. Krampfhaft schloss er seine Augen (Augen zukneifen). Er hätte heulen können (weinerliches Gesicht machen): Morgen war Schule (Nase rümpfen), er sollte eigentlich schlafen (Augen locker schließen), aber er war viel zu wach (Augen öffnen). Er hatte eine Idee (Augen freudig aufreißen). Erfreut (Lachmund) setzte er sich im Bett auf und beschloss vom Fenster aus in die Nacht zu starren (Augen angestrengt aufreißen). Er schob die eine Vorhanghälfte nach rechts (Zunge außerhalb des Mundes langsam nach rechts strecken) und die andere nach links (Zunge außerhalb des Mundes langsam nach links strecken). Vor seinem Fenster lag eine Straße mit Gehweg, auf dem selbst um diese Zeit noch viele Menschen vorüberliefen (Zunge außerhalb des Mundes langsam von rechts nach links bewegen ohne Lippen dabei zu berühren). Direkt über seinem Fenster (Zunge zur Nase strecken) erhellte eine Laterne den Straßenabschnitt. So konnte er auch gut die Haustür des Mehrfamilienhauses auf der anderen Straßenseite erkennen. Hier gingen in regelmäßigen Abständen Leute aus und ein (Zunge rausstrecken und reinziehen). Eine hagere, ältere Frau trat aus der Tür. Sie wirkte verängstigt (scheu und ängstlich blicken). Bevor sie um die nächste Straßenecke bog (Zunge gerade herausstrecken und zum Mundwinkel führen), schaute sie mehrmals verunsichert nach rechts und links (Zunge mehrmals schnell von rechts nach links bewegen). Ein Pärchen kam zum Haus. Bevor die Frau die Tür aufschloss (Mund öffnen), küssten (Mund spitzen) sich der Mann und die Frau. Als die Frau im Haus verschwunden war, fiel die Tür mit einem lauten Knall (schnalzen) ins Schloss (Lippen zusammenpressen). Plötzlich bemerkte Theo unter seinem Fenster eine Gestalt, die mit einem Arm Schwingbewegungen von unten nach oben und oben nach unten auszuführen schien (Zungenspitze außerhalb des Mundes im Bogen vom Kinn zur Nase und zurück ausführen). Ein dicker Mann (Backen aufblasen) erschien vor dem Mehrfamilienhaus. Theo war überrascht (Augenbrauen hochziehen, Augen weit öffnen und überrascht blicken). Der Mann pfiff vor sich hin (pfeifen) und trug einen Eimer, in welchem er irgendetwas zu suchen schien, jedenfalls rührte er mit einer Hand darin herum (Zungenspitze in verschiedenen Richtungen um Lippen kreisen lassen). Ein junger Kerl fuhr lässig Kaugummi kauend (kauen) mit dem Fahrrad vorbei. Der Kerl hielt unerwartet an und schaute ärgerlich zu dem Mann mit dem Eimer (böse schauen). Dieser rief ihm zornig (zorniges Gesicht machen) etwas hinterher, das Theo wegen seinem verschlossenem Fenster aber nicht verstehen konnte. Plötzlich ging das Licht der Straßenlaterne über Theos Fenster aus. Theo erschrak (Mund und Augen aufreißen). Draußen war alles dunkel. Um besser ermitteln zu können, was draußen vor sich ging, spitzte Theo die Ohren (Mund spitzen). Jemand schrie (Mund weit öffnen). Auf der anderen Straßenseite leuchtete ein kleines Licht auf (Kerze anzünden) und erlosch sofort wieder (Kerze auspusten).

Theo runzelte die Stirn und überlegte (Stirn runzeln): Hat Theo etwas beobachtet, was er hätte besser nicht sehen sollen (Augenbrauen heben, Augen hin- und herbewegen)? Was ist geschehen? Wer könnte Täter und wer Opfer sein (fragender Blick)?

8.2 Übungen zur Kieferlockerung

Ziel: Lockerung der Kiefermuskulatur, Erreichen einer weiten Kieferöffnung, Abbau von Fehlspannungen.

1. Kiefer und Lippenlockerung mit „bla, bla, bla …“

Das Kind imitiert einen Lehrer, der als langweilig empfunden wird und somit nur „bla-bla-bla“ erzählt. Dabei soll das „bla-bla-bla …“ schnell, aber auch so locker wie möglich gesprochen werden (siehe langweiliger Lehrer in Abb. 22).

2. Lippen- und Kieferlockerung auf „bob-bob-bob …"

Das Kind imitiert das Geräusch eines startenden Traktors. Hierbei gilt für die Ausführung wie in Übung 1: so schnell, aber so locker wie möglich (siehe Abb. 23: Traktor).

3. Kieferlockerung mit Kauen

Kind und Therapeutin stellen sich vor, verschiedene Speisen im Mund gut zu zerkauen. Dabei sollten unterschiedliche Speisen (z. B. Lieblingsspeisen, zähes Fleisch, großer Kaugummi), verschiedene Nahrungskonsistenzen (z. B. hart, klebrig), Essen an verschiedenen Orten (z. B. zu Hause, bei feinen Leuten) und in unterschiedlichen Situationen (z. B. in Ruhe, in Eile) in der Vorstellung umgesetzt werden. Die Aktivität des Kauvorgangs sollte im Bewegungsumfang und Tempo stetig gesteigert werden.

Eine weitere Vorstellungshilfe kann eine wiederkäuende Kuh darstellen, die mit ausladenden Bewegungen kaut (siehe Abb. 24).

4. Unterkiefer und Wangen ausschütteln (Boxer)

Wie ein Boxer durch das Kopfschütteln seine schlaffen, hängenden Wangen hin und her schleudert, soll das Kind seinen Kiefer und die Wangen ausschütteln. Dabei ist der Droschkenkutschersitz von Vorteil (Beschreibung: siehe Kapitel 6 „Entspannung"), wobei das Kind seinen Kopf locker nach vorne herunterhängen lässt (siehe Abb. 25).

8.3 Übungen zur Lippenlockerung und -beweglichkeit

Ziel: Lockerung der Verspannungen im Bereich der Lippenmuskulatur, größere Lippenbeweglichkeit – wichtig auch für Entspannung auf Stimmlippenebene (Muskelketten).

1. Spitzer Kussmund

Ein Fisch mit spitzem Mund oder mehrere Fische begrüßen sich „blubb – blubb" (siehe Abb. 26).

2. Lippen- und Kieferlockerung auf „bla – bla – bla …"

Das Kind imitiert einen Lehrer, der als langweilig empfunden wird und somit nur „bla-bla-bla" erzählt. Dabei soll das „bla-bla-bla…" schnell, aber auch so locker wie möglich gesprochen werden (langweiliger Lehrer, siehe Abb. 22).

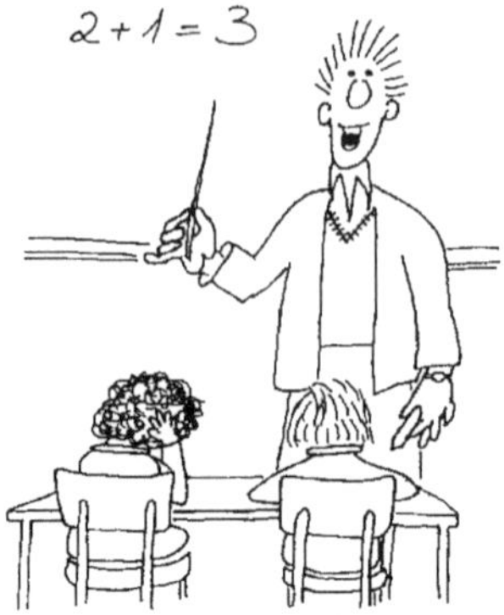

Abb. 22

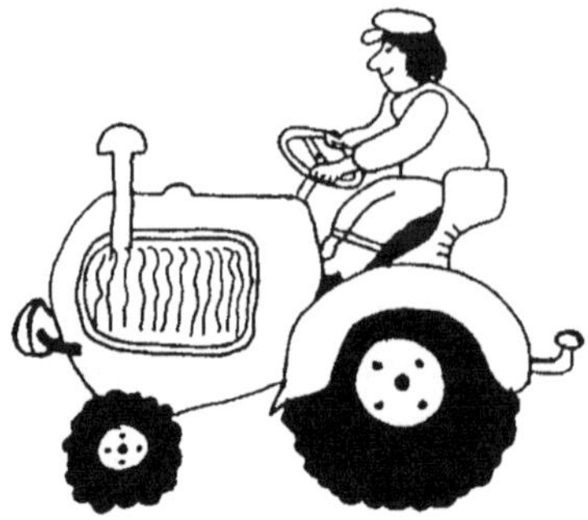

Abb. 23

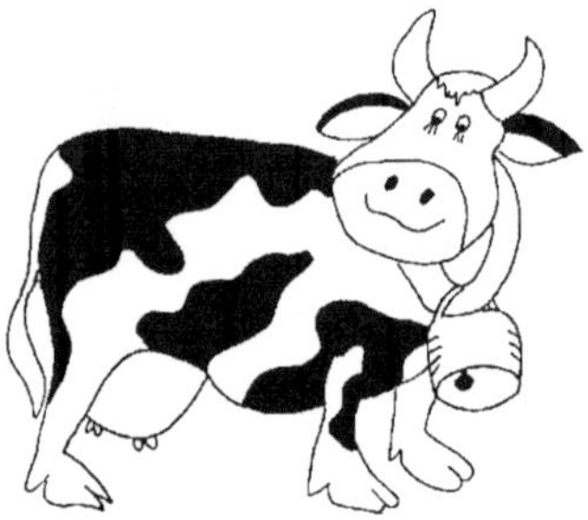

Abb. 24

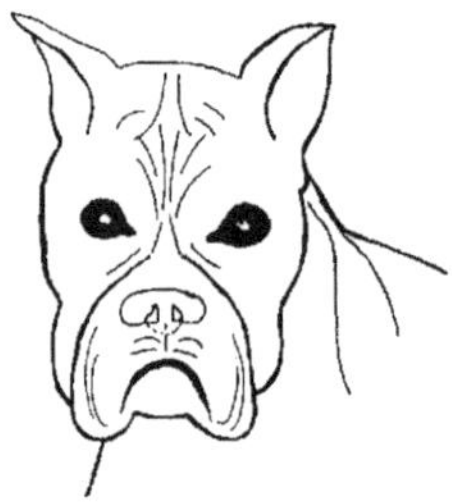

Abb. 25

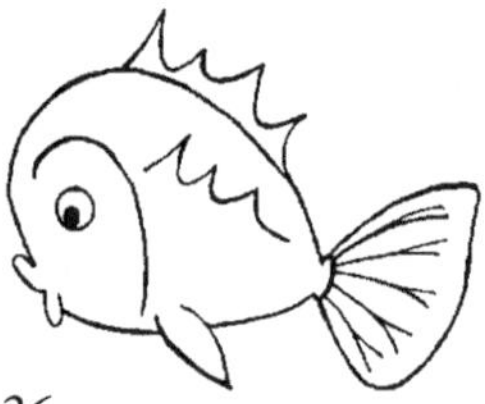

Abb. 26

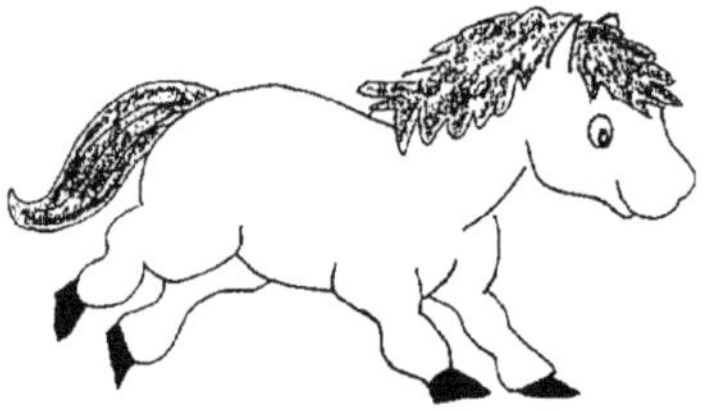

Abb. 27

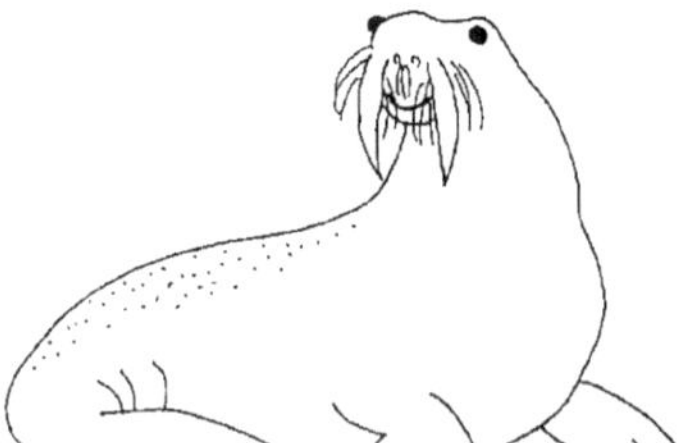

Abb. 28

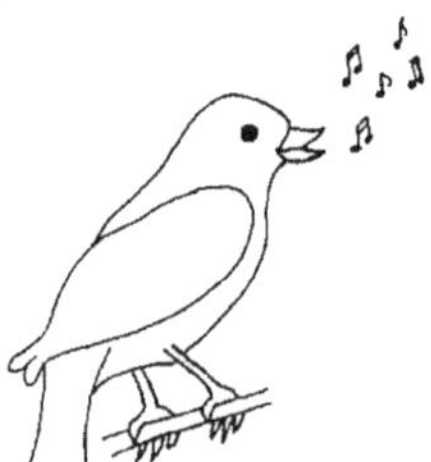

Abb. 29

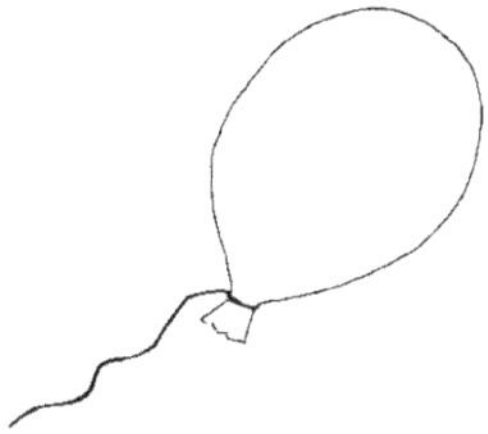

Abb. 30

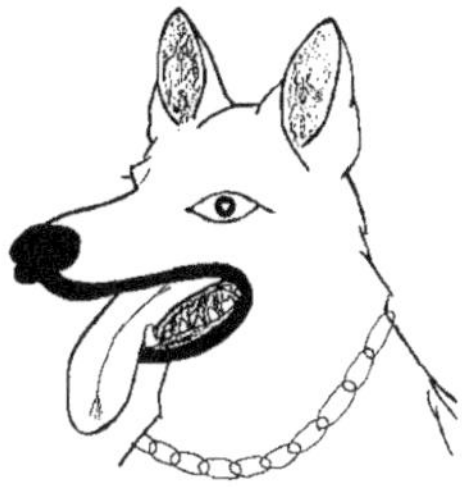

Abb. 31

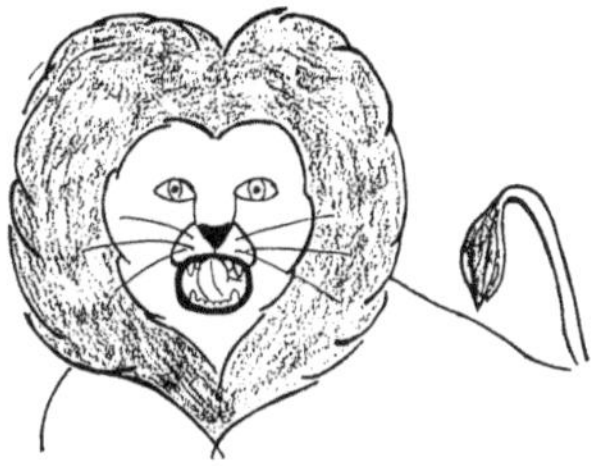

Abb. 32

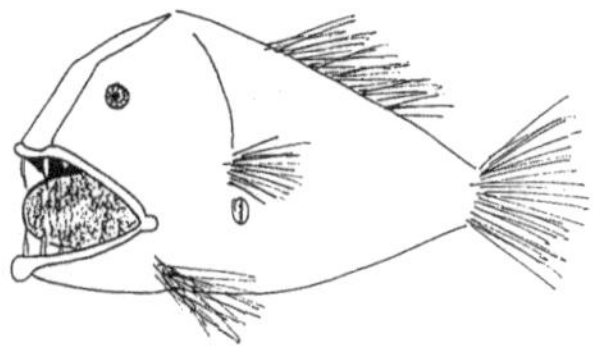

Abb. 33

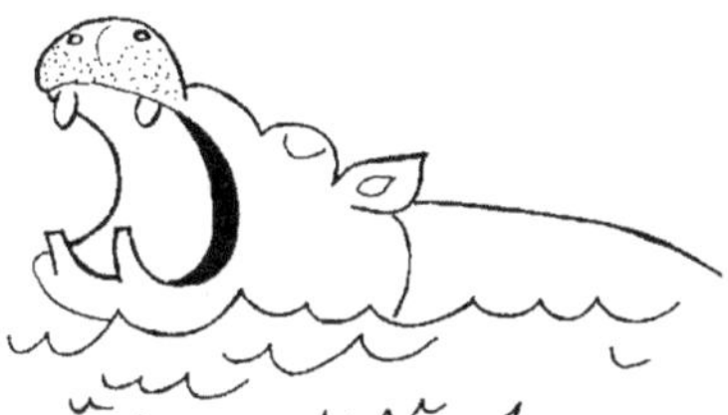

Abb. 34

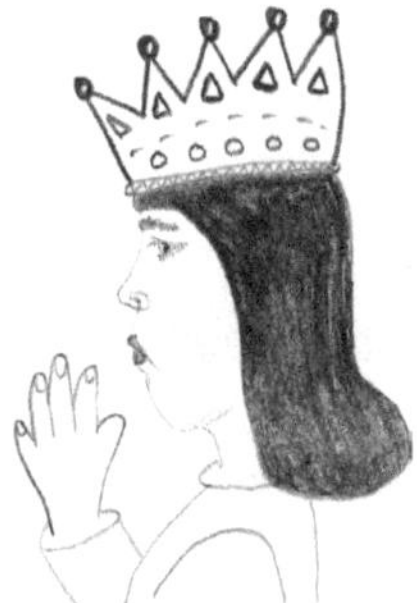

Abb. 35

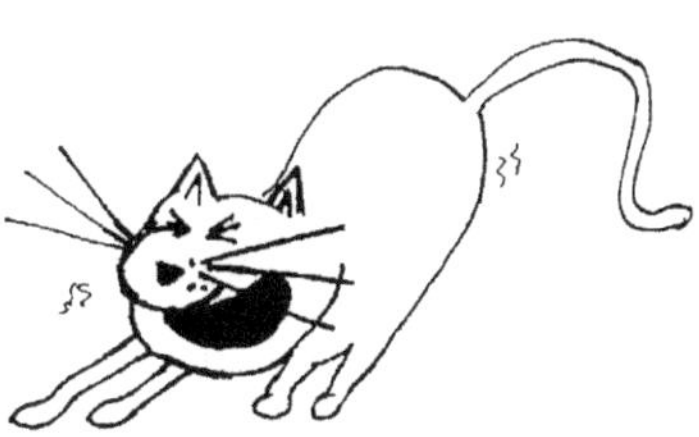

Abb. 36

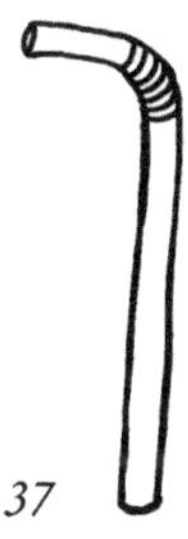

Abb. 37

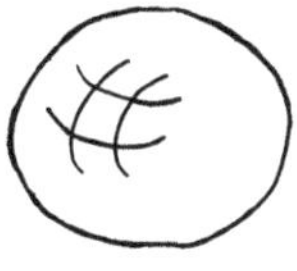

Abb. 38

3. Lippenflattern

Das Kind imitiert ein schnaubendes Pferd und lässt die Lippen flattern. Dies kann im Anschluss auch mit Phonation geschehen, um eine lockere Stimmgebung zu erreichen (Pferd, siehe Abb. 27).

4. Lippen- und Kieferlockerung auf „bob – bob – bob ..."

Das Kind imitiert das Geräusch eines startenden Traktors und spricht das „bob-bob-bob ..." schnell und locker hintereinander (Traktor, siehe Abb. 23).

5. Salzstange ohne Hände essen

Um die Lippenbeweglichkeit zu aktivieren, wird eine Salzstange mit einem Ende zwischen die Lippen genommen und ohne Hilfe der Hände in den Mund befördert (Seehund, Abb. 28).

6. Pfeifen

Zur Umsetzung dieser Übung gibt es verschiedene Möglichkeiten:

1. Die Therapeutin und das Kind überlegen sich eine Geschichte, in der sich verschiedene Vögel unterhalten.
2. Es findet ein Vogelkonzert statt.
3. Es wird ein der Therapeutin und dem Kind bekanntes Lied gepfiffen.

(Vogel, Abb. 29)

Hinweis: Einige der Übungen, z. B. die, in denen Tiere imitiert werden, eignen sich gut zur thematischen Verknüpfung.

7. Küsschen für den Luftballon

Das Kind und die Therapeutin malen sich die Lippen mit Lippenstift an. Dann sollen auf einen aufgeblasenen Luftballon so viele Kussmünder gemacht werden, bis der Ballon ganz bedeckt ist (siehe Abb. 30).

Hinweis: Diese Übung kann mit Stimmgebung auch zur Resonanzerweiterung genutzt werden (s. Übung 3: Luftballon, S. 109)

8.4 Übungen zur Zungenlockerung und -beweglichkeit

Ziel: Bessere Beweglichkeit der Zunge (präzise Bildung von Vokalen und Konsonanten und Abbau von Fehlspannungen, vor allem am Zungengrund).

1. Zunge zum Kinn

(Schäferhund, siehe Abb. 31)

2. Zähne mit Zunge putzen

(Löwe, Abb. 32)

3. Pleuelübung nach Fernau-Horn (1994)

Ziel: Abbau zu starker Zungenwurzel mit zu weit nach hinten verlagerter Zungenlage; Verbesserung dunklen Vokalklanges beim Sprechvorgang.

Durchführung: Unterkiefer leicht gesenkt halten und Zungespitze hinter die unteren Schneidezähne legen. Bei stillstehendem Unterkieferstand die Zungenmasse leicht vor- und zurückwippend bewegen. Diese Übung kann ggf. mit Stimme durchgeführt oder mit weiter Gähnstellung des Mundes (siehe Nilpferdübung) kombiniert werden.

(Fisch mit offenem Mund, Abb. 33)

8.5 Übungen zur Rachenweitung

Ziel: Weiten des Rachenraumes (Abbau von Fehlspannungen durch kompensatorische Muskelkontraktionen der Rachenrückwand), Vergrößern des Raumes im Ansatzrohr für eine Ausweitung der Resonanz.

1. Nilpferd

Wie das Nilpferd ein weit geöffnetes Maul hat, so soll durch das Gähnen der Rachenraum geweitet und die Muskulatur der Rachenrückwand, die häufig durch Kompensationen verspannt ist, gelockert werden (weites Gähnen, siehe Abb. 34).

2. höfisches Höflichkeitsgähnen

Das Kind soll mit geschlossenen Lippen, durch die Nase einatmend ins Gähnen kommen. Der Mund öffnet sich beim Gähnen nicht, so dass sich der Mundboden nach unten weitet, und das Zungenbein nach schräg vorne ausweicht sowie der Kehlkopf sich senkt. All dies führt zu einer allgemeinen Weitung des Ansatzrohres (siehe Abb. 35).

3. Gähnen und sich dabei strecken

Wie eine Katze, die sich räkelt, sollen während des Gähnens Dehn- und Streckbewegungen gemacht werden (räkelnde Katze, Abb. 36).

4. Ansaugen

Mit einem Strohhalm werden verschiedene Gegenstände angesaugt und transportiert (z. B. Erbsen, Muggelsteine ...). Diese Übung kann in ein beliebiges Spiel, bei dem Gegenstände angesaugt werden müssen, eingebunden werden (Strohhalm, Abb. 37).

Hinweis: Zum Ansaugen s. auch Kapitel 7.2 Übung 9 „Obstsalat und Gemüsesuppe“, S. 89.

5. Seifenblasen pflücken

Kind und Therapeutin stellen sich vor, vor einem Baum, der Seifenblasen als Früchte trägt, zu stehen. Diese dürfen nicht mit den Händen gepflückt werden, sollen aber auch nicht zerplatzen. Die einzige Möglichkeit ist, sie vorsichtig mit weit geöffnetem Mund zu umschließen. Danach sollen die Lippen langsam um die Seifenblase im Mundesinneren geschlossen werden (siehe Abb. 38). So bleibt die Gähnweite erhalten.

Hinweis: Anschließend kann diese Übung mit Phonation weitergeführt werden (s. gleichnamige Übung, S. 130).

6. Kauübungen

Die Kauübungen (siehe auch 8.2 Übungen zur Kieferlockerung) führen zur Regulierung der Spannungszustände im Ansatzrohr bis auf Glottisebene (siehe Abb. 24). Nach und nach können die Kaubewegungen mit Stimmeinsatz durchgeführt werden. Dabei sollten erst sinnfrei und ungenau artikulierte Laut- bzw. Silbenketten produziert werden. Dieses Bewegungsspiel im Mundraum soll zunehmend zu einer lustbetonten Stimmmodulation führen. Als Spielidee können fremde Völker besucht werden, deren Sprache die jeweiligen Laute und Lautkombinationen umfasst. Die folgende hierarchische Vorgehensweise des schrittweisen Einsatzes der Stimme fördert den resonanzkräftigen und weichen Stimmgebrauch:

a) Nasallaute
b) Vokale; Vokalkombinationen
c) Kaubewegungen mit Silben kombinieren
d) in Kaubewegung einzelne Wörter einbauen
e) in Kaubewegung Sätze einbauen
f) lautes Vorlesen mit Kaubewegung kombinieren

8.6 Artikulationsprägnanz

Bei einer ausgeprägten Artikulationsprägnanz geht es vor allem um eine gute Beweglichkeit der Artikulationsmuskulatur, um z. B. einen rückverlagerten Stimmansatz zu vermeiden. Daher finden sich die Übungen zu einer prägnanteren Artikulation im Anschluss an die Lockerungs- und Bewegungsübungen im orofazialen Bereich. Es sollte allerdings darauf geachtet werden, dass die Erarbeitung einer physiologischen Stimmgebung im Vorfeld dieser Übungen stattgefunden hat.

1. Sprechakrobatik

Ziel: Erarbeiten einer präziseren Artikulation.

Durchführung: Benötigt werden für jeden Mitspieler: ein Korken, ein Wasserglas, eine Spielfigur. Sonstiges: ein Würfel, Spielbrett, Wortkarten (nachfolgende Seiten), Muggelsteine = Siegerpunkte.

Der jüngste Mitspieler darf beginnen. Mit der Spielfigur zieht er auf das jeweilige Spielfeld. Das Spielfeld zeigt die Aufgabenstellung an (siehe Abb. 39):

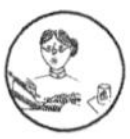	OMA ohne Gebiss	=	zahnloses Sprechen
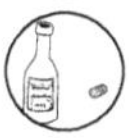	WEINKORKEN	=	Korkensprechen
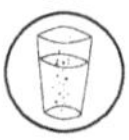	WASSERGLAS	=	Gurgelsprechen
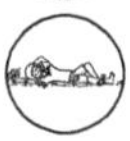	FAULPELZ	=	Ein Siegerpunkt ohne Aktivität, der nächste Spieler ist an der Reihe.

Kommt der Spieler auf ein „Sprechfeld", zieht er zusätzlich eine Wortkarte und wählt unter den beiden Wortangaben ein Wort aus, das er dann so deutlich wie möglich artikulieren muss, während er entweder zahnlos, mit Korken im Mund oder gurgelnd spricht (siehe Abb. 40). Die anderen Mitspieler müssen nun versuchen, das Wort innerhalb von 30 Sekunden zu erraten.

Siegerpunkte-Verteilung: Jeweils einen Siegerpunkt gibt es für den Mitspieler, der das Wort verstehen konnte, und für den Sprechakrobaten, der deutlich gesprochen hat. Einen Siegerpunkt abgeben muss der Sprechakrobat, dessen Wort nicht verstanden werden konnte. Sieger ist, wer am meisten Siegerpunkte sammeln konnte.

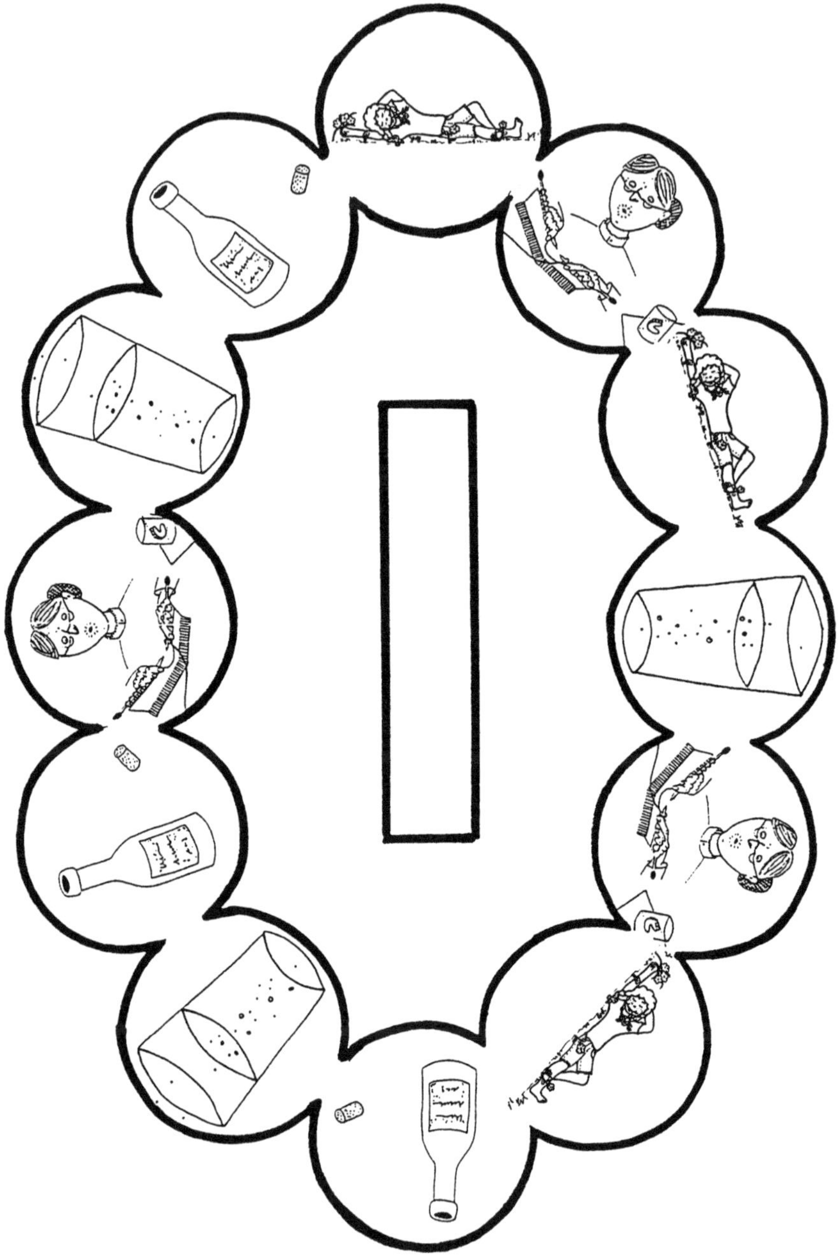

Abb. 39: Artikulationsspiel
(Spielplan auch im Internet verfügbar; www.reinhardt-verlag.de)

Abschied – Achterbahn	Autobus – Abenteuer
Abflug – Abgas	Babysitter – Backenzahn
Backfisch – Baggersee	Basketball – Bauchnabel
Chauffeur – Champagner	Computer – Campingplatz
Donnerwetter – Dornröschen	Dusche – Doppelpunkt
Dachpappe – Duddelmütze	Elektrorasierer – Eltern
Erbsensuppe – Erdkunde	Erdbeere – Erdnuss

Abb. 40: Wortkarten

Filterkaffee – Fichtelgebirge	Frosch – Fuchs
Fallschirm – Farbfernseher	Gasthaus – Gebiss
Garage – Gänseblümchen	Gefahr – Geburtstagsparty
Hammel – Hafer	Hebamme – Helikopter
Hosenträger – Hochstapler	Inhaber – Inhalt
Indien – Indianer	Industrie – Insel
Joghurt – Jugendherberge	Jodeln – Jahrmarkt
Katzenpfötchen – Kaugummi	Kartoffel – Kasperletheater

Kanarienvogel – Kandiszucker	Känguruh – Knusperhäuschen
Lokomotive – Löwenzahn	Landwirt – Lachsack
Laubfrosch – Lautsprecher	Musikbox – Muntermacher
Montags – Malermeister	Milchpulver – Miezekatze
Neandertaler – Nussknacker	Nektarinen – Nonne
Nagetier – Nerzmantel	Oase – Onkel
Ohrfeige – Ohrring	Ortschaft – Osterhase
Pizza – Pause	Puppenhaus – Poltergeist

Regenbogen – Rattenfänger	Rakete – Rennbahn
Sturmböe – Schaufenster	Schlafanzug – Schulranzen
Sonnenstich – Sonntag	Tasse – Taucheranzug
Trommelfell – Trockenmilch	Teddybär – Turmuhr
U-Bahn – U-Boot	Uraufführung – Urlaubsreise
Umwelt – Umtausch	Ungeheuer – Unwetter
Vogelscheuche – Vampir	Verein – Volk
Wasserbett – Würstchen	Xylophon – Xaver

2. Zungenbrecher

Ziel: Ausprägen einer prägnanteren Artikulation und Vorverlagern des Stimmansatzes.

Durchführung: Die verschiedenen Sätze können in der Therapie in Spiele einbezogen, als Verse zum Sprechzeichnen verwendet oder den Kindern zum Üben mit nach Hause gegeben werden (nach mündlicher Überlieferung gesammelt und aufgeschrieben oder selbst verfasst). Zudem ist durch die alphabetische Gliederung eine Auswahl nach evtl. benötigten Lauten möglich.

A

Adelheid albert am allerliebsten abends am Arm von Adalbert.

B

Biedere Bären brauchen bezaubernde Brillen.

Blaue Blumen blühen bloß blass.

Brautkleid bleibt Brautkleid und Blaukraut bleibt Blaukraut.

Bayrische Bierbrauer brauen bayrisches Bier.

E

Ein einsamer Elefant entdeckt entzückt einfarbige Eier.

F

Fischers Fritz fischt frische Fische, frische Fische fischt Fischers Fritz.

Flinke Füße fliegen über den Fußboden.

H

Hagere Hexen hätscheln häufig Hasen.

Hans hört hinterm Holzhaus Holger Hansen heiser husten.

Hundert Hemden hängen hinter Hermann Hannes Haus heraus.

Hundert Hunde hetzen hinter hundert Hasen her.

Hinter Herrn Heinrichs Hinterhaus hackt Hans Holz.

Hätte Hannchen, Hansens hübsches Hannchen, Hans Holz hacken hören, hätte Hannchen Hans Holz hacken helfen.

I

Ingo impft Irmgard.

In Indien isst Ingrid immer Ingwer.

Irrsinnig oft irrt Irene irrsinnig irre.

J

Jahraus, jahrein jagt Jakob jeden Jaguar.

K

Kein Kleinkind kann Kirschkerne knacken.

Kesse Kakerlaken klauen kichernd köstlichen Käse.

Kleinkindkleidchen kleiden Kleinkinder.

L

Lehrer Lampe lobte laute lustige Lieder.

Leider lesen Lamas lächerlich langsam.

M

Meine Mäuse mögen mittags Möhren.

Wenn mancher Mann wüsste, wer mancher Mann wär', gäb' mancher Mann manchem Mann manchmal mehr Ehr; da mancher Mann nicht weiß, wer mancher Mann ist, mancher Mann manchen Mann manchmal vergisst.

Milch macht müde Männer munter.

Monika und Manfred möchten montags mehr Moneten.

Man mime nicht um nicht'gen Mammon!

Meister Müller mahle mir mein Mehl, morgen muss mir meine Mutter Mehlmus machen.

N

Niemals niesen Nilpferde nachts.

In den nächsten neun Nächten naht nächtlicher Nebel nebst Nässe.

O

Onkel Otto orgelt offenbar ohne Orgel.

Opa Oskar und Oma Olga ordnen oft ihre ollen Ordner.

P

Prächtige Papageien plappern plötzlich polnisch.

Der Potsdamer Postkutscher putzt den Potsdamer Postkutschenkasten.

Prächtige Pflanzen prangen an den Pforten des Parks.

Q

Qualmende Quacksalber quasseln quietschvergnügt Quatsch.

R

Riesige Raben rauben rote Rosen.

Dreihundertdreiunddreißig riesige Reiter ritten dreihundertdreiunddreißig mal um das große runde Rothenburger Rathaus.

Rosige Raupen ringeln sich rascher als Ringelnattern.

S

Selig saufen Seehunde sonntags süßen Sekt.

T

Traurige Tiger trinken täglich tausend Tassen Tee.

Die Katze tritt die Treppe krumm.

Dieter trank drei Tassen Tee.

Tante Tilla trocknet der traurigen Trude die Tränen.

U

In Ulm, um Ulm und um Ulm herum.

W

Wenn wir wären, wo wir wollten, wer weiß wohl, wie weit wir weg wären.

Wir Wiener Waschweiber würden weiße Wäsche waschen, wenn wir wüssten, wo warmes Wasser wäre.

Z

Zwischen zwei Zwetschgenzweigen saßen zwei zwitschernde Spatzen.

Zweiundzwanzig zierliche Zwerge zwicken zwei zweckige, zwackige, zapplige Zwickelkrebse.

9 Phonation: Stimmbildung mit Bewegung und Atmung

Hier werden Übungen zu den verschiedenen Bereichen der Phonation vorgestellt. Die Phonation ist immer in Zusammenhang mit Bewegung (Tonus) und Atmung zu sehen. Daher gibt es viele Übungen, die in diesem Kapitel neben einer Phonationsübung auch eine Bewegungs- bzw. Atemübung beinhalten. Dies dient dazu, dass die Phonation nicht nur isoliert eingeübt wird. Gerade bei Kindern ist in der indirekten Arbeit eine Verbindung von Bewegung, Atmung, Stimme und Intention sehr wichtig. „Optimale Bewegungsfreiheit und Leistungsfähigkeit im Stimmorgan (hängt) in hohem Maße von der Flexibilität und Vitalität sämtlicher Atmungs- und Artikulationsmuskulatur (ab, sodass) Übungen, die funktionsoptimierend orientiert sind, ... gleichzeitig kräftigend und flexibilisierend auf Glottisebene und dekompensierend im Bereich der unphysiologischen Hilfsspannungen wirken" (Heptner 1997, 13).

Zunächst sollte mit der Erarbeitung einer physiologischen Stimmfunktion begonnen werden (siehe hierzu auch Kapitel 5 „Atem- und Stimmfunktion – Stimmhygiene"). Dies schließt den Abbau von Kompensationen und die Erarbeitung und Ausweitung der Kopf- bzw. Brustresonanz ein.

Ein Merkmal der juvenilen Dysphonien ist die Monotonie und fehlende Modulationsfähigkeit der Stimme. Aus diesem Grund sollten Übungen zur Modulation Bestandteil der weiteren Therapie sein.

Die Bereiche Vokaleinsätze und Rufübungen können an das Ende der Therapie gestellt werden, um einen Transfer der erarbeiteten Stimmfunktion in die Sprechstimme und in die Alltagssituation zu gewährleisten.

Bis auf die letzten beiden Abschnitte werden in jedem Bereich Übungen zur *Sing- und Sprechstimme* angeboten.

9.1 Resonanz – Physiologische Stimmfunktion

Wahrnehmen der Resonanz

1. Riechen

Ziel: Wahrnehmen der Resonanzräume „Nase“ und „Mund“ durch Einatmung.

Durchführung: Zu dieser Übung siehe in Kap. 7.1 „Atemwahrnehmung“, Übung 6 „Anhauchen“ (S. 80) und Übung 9 „Wahrnehmung der Bauchatmung“ (S. 82). Es können auch ätherische Öle zur Intensivierung der Einatmung verwendet werden.

2. Affe

Ziel: Wahrnehmen der Brustresonanz.

Durchführung: Das Kind summt ohne Druck ein „m“. Dabei klopft es sich mit lockeren Fäusten auf die Brust. Das Kind soll sich vorstellen, es sei ein Gorilla, der sich mit beiden Händen auf den Brustkorb klopft (siehe Abb. 41). Die Therapeutin kann dem summenden Kind auch den Rücken abklopfen.

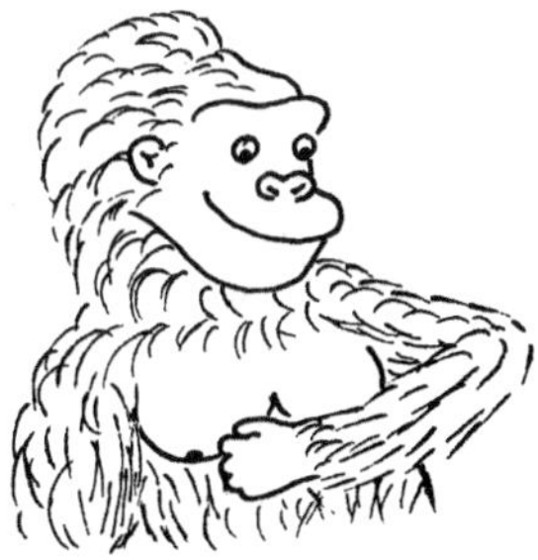

Abb. 41

Bei Kindern, die eher ausatmungsorientiert sind (siehe Kapitel 7 „Atmung“), kann das Summen und Abklopfen des Rückens auch in der Bauchlage geschehen. Diese Übung dient ebenso zur Ausweitung der Resonanz.

3. Luftballon

Ziel: Wahrnehmen der Resonanz in Form von Vibration.

Durchführung: Die Therapeutin und das Kind sitzen oder stehen sich gegenüber. Ein Luftballon wird vor das Gesicht gehalten und mit „m“ hineingesummt. Das Kind soll die Schwingungen des Tones außen am Luftballon spüren. Langsam wird der Luftballon mit den Armen in Richtung des Partners geführt. Wie weit können die Schwingungen noch gefühlt werden (siehe Abb. 42)?

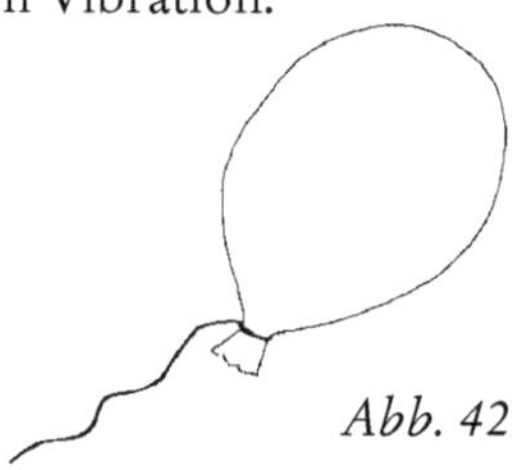

Abb. 42

Hinweis: Diese Übung kann an die Übung 7 in Kapitel 8.3: „Küsschen für den Luftballon“; S. 110, angeschlossen werden.

4. Der Lautsprecher

Ziel: Erspüren der Schwingung eines Tones am eigenen Körper.

Durchführung: Das Kind wird gefragt, ob es schon einmal die Erfahrung gemacht hat, was passiert, wenn es den Lautsprecher einer Stereoanlage anfasst. (Das Kind kann dies bis zum nächsten Mal auch zu Hause ausprobieren). Die Therapeutin erklärt dem Kind, dass unser Körper beim Sprechen und Singen genauso schwingt und vibriert, wie eine Lautsprechermembran spürbar schwingt, wenn man z. B. Musik hört.

Die Vibration eines Tones soll das Kind in der nachfolgenden Übung bei der Bildung von Klingern erspüren. Laut Weinert und Dittrich kann die Vibration der Klinger wie folgt wahrgenommen werden:

bei „m": Lippen, Wangen, Kehlkopf, Scheitel, Brustkasten, Nasenflügel, Nasenrücken mit Fingern bzw. Händen abtasten; mit dem Handrücken am Kinn; mit einem Papier zwischen den Lippen; mit einer hohlen Hand vor dem Mund (1989, 99),

bei „n": Nasenflügel, Kehlkopf, Unterkiefer, Zunge, Brust, Scheitel, hohle Hand vor dem Mund (1989, 101),

bei „ng": Nasenflügel, Nasenrücken, Zähne, Zungenrücken, Gaumen, Scheitel, Unterkiefer, Brust, Kehlkopf, hohle Hand vor den Mund halten (1989, 103).

Kind und Therapeutin stellen sich vor, zwei Lautsprecher zu sein, aus denen jeweils die Klinger als Musik zu hören sind. Entweder erspürt das Kind bei sich selbst die Vibration des Lautsprechers oder Therapeutin und Kind können gegenseitig spüren, wo der andere „Lautsprecher" vibriert.

5. Die Verhaftung

Ziel: siehe Übung 4.

Durchführung: Nachdem das Kind in der vorhergehenden Übung bei sich selbst die Resonanzräume wahrgenommen hat, werden sie jetzt durch gegenseitiges Fühlen erspürt. Dazu spielen Kind und Therapeutin Polizist und Dieb. Der Dieb wird verhaftet, und der Polizist „klopft" ihn nach Diebesgut ab. Überall dort, wo Resonanz zu spüren ist, findet der Polizist Diebesgut. Der Dieb muss es herausgeben.

Für das Spiel kann der Dieb z. B. einige Muggelsteine oder Glasperlen bei sich haben, die das Diebesgut darstellen (möglichst so viele, wie Resonanzräume gefunden werden können). Wenn der Dieb am Ende noch Diebesgut hat, war der Polizist nicht gründlich genug und hat er verloren. Wurde dem Dieb alles abgenommen, hat der Polizist gewonnen.

6. Die müde Nilpferdfamilie

Ziel: Wahrnehmen des Rachens als Resonanzraum und Erspüren der Rachenweite.

Durchführung: Das Kind und die Therapeutin besuchen im Dschungel eine Nilpferdfamilie.

Die Nilpferde sind sehr müde und müssen die ganze Zeit gähnen (siehe auch Kapitel 8.5 „Übungen zur Rachenweitung“, Übung 1). Beim Gähnen stoßen sie verschiedene Laute aus (in Form von Vokalen). Das Kind soll dabei Rachenweite und Phonation kombinieren und so den Rachenraum als Resonanzraum wahrnehmen (Abb. 43).

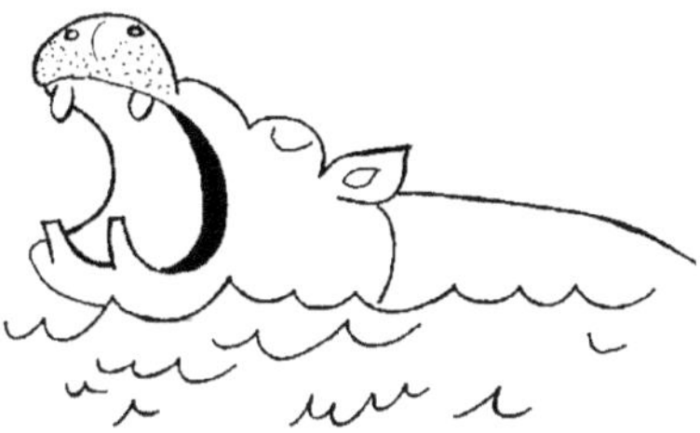

Abb. 43

Resonanzaufbau und Erarbeitung einer physiologischen Stimmfunktion

In diesem Abschnitt sind Übungen zur Ausweitung der Resonanz und zur Erarbeitung einer physiologischen Stimmfunktion in Sing- und Sprechstimme beschrieben. Bei vielen Übungen bietet es sich an, zunächst in der Singstimme zu arbeiten und die erarbeitete Resonanz/Stimmfunktion dann in die Sprechstimme zu übertragen.

1. Schießbude

Ziel: Erweitern der Resonanz durch passives Weiten der Atemräume und Phonation mit lockerem Atemfluss (ohne Herauspressen der Atemluft), Stärken der Ausatmungsfunktion.

Durchführung: Zur Erklärung der Spielidee und der Bewegungen siehe Kapitel 8.2 „Atemintensivierung und -vertiefung“, Übung 8, S. 89.

Es ist sinnvoll, diese Übung als Einstiegs- und Atemübung vorzuschalten. Die Bewegungen werden in der Phonationsübung genauso ausgeführt wie in der Atemübung.

Wenn die Spieler die Gegenstände der Schießbude abschießen, soll zunächst ein lockeres „www“ phoniert werden. Dabei soll der Luftfluss deutlich hörbar sein. Wenn das Kind dies gut beherrscht, können auch Vokale phoniert werden. Hierzu eignet sich am besten der Vokal „u“, da bei diesem der beste Luftfluss erreicht wird. Der Luftfluss sollte so intensiv sein, dass das Kind ihn an den Lippen spüren kann. Es ist außerdem darauf zu achten, dass die Lippen des Kindes während der Phonation von „u“ möglichst weit nach vorne gewölbt sind.

2. Die reitenden Indianer

Ziel: Erweitern der Resonanz durch Nachgeben der verengenden Muskulatur im Ansatzrohr und durch Öffnen der Resonanzräume nach unten, Phonation ohne kompensatorischen Atemdruck.

Durchführung: Als Vorübung ist es sinnvoll, Übung 6 aus dem Kapitel 7.2 „Atemintensivierung und -vertiefung“ anzubieten. Die Durchführung kann dann thematisch und inhaltlich mit Phonation fortgesetzt werden. Spielidee und -durchführung können in oben genanntem Kapitel nachgelesen werden. Als weiterführende Spielidee zur Phonation können sich Therapeutin und Kind eine Herde mit Pferden vorstellen, die von den Indianern eingefangen werden muss. Dazu benutzen die Indianer ihre Stimmen, indem sie beim Reiten (Ballhüpfen) Laute (Vokale oder Rufe) von sich geben. Dies können Vokale oder kurze Ausrufe sein wie z. B. „a“, „o“, „u“, „ha“, „ho“, „hu“, „wa“, „wo“, „wu“. Die Vokale sollten immer auf die Wippbewegung nach unten phoniert werden. Weiterhin wichtig ist das lockere „Fallenlassen“ der Vokale. Die Stimme soll dabei ohne kompensatorischen Druck gebraucht werden. Sinnvoll ist es bei dieser Übung, zunächst in der Singstimme und anschließend in der Sprechstimme zu arbeiten.

In das Spiel kann ggf. auch eine Bewegung eingebunden werden, mit der ein Lasso nach den einzufangenden Pferden geworfen wird.

3. Seilartisten

Ziel: Erarbeiten von Dynamik ohne Atemdruck.

Durchführung: Therapeutin und Kind sind Seilartisten im Zirkus. Sie laufen auf einer großen liegenden Acht. Die Acht kann z. B. auf einem großen Papier (Tapete etc.) aufgemalt oder mit einem Seil gelegt werden. Wichtig für Seilartisten ist, dass sie immer genau auf dem Seil balancieren.

Während das Kind auf dem „Seil“ balanciert, soll es ein „u“ phonieren oder ein „m“ summen. Je weiter das Kind auf den Kreuzungspunkt der Acht zukommt, desto leiser soll der Ton werden. Genauso wird der Ton immer lauter, je größer der Bogen der Acht wird. Mit diesem

Schwellton werden der Anstieg und das Abfallen der Lautstärke geübt. Dies soll jedoch ohne Atemdruck, sondern mit Hilfe von Weite und Zwerchfellaktivität geschehen.

Hinweis: Diese Übung kann als Vorübung zum Erarbeiten von Lautstärke (z. B. bzgl. des richtigen Rufens – in Kap. 9.2, Abschnitt „Rufübungen") verwendet werden. Außerdem bietet sie Gelegenheit, bereits beim Atmen erarbeitete Zwerchfellaktivität nun mit Stimme zu kombinieren.

4. Krokusblüte

Ziel: Weiten des Brustkorbs und Intensivieren der Einatmung, Phonation mit Erhaltung der Einatmungstendenz.

Durchführung: Diese Übung ist in Kapitel 7.2 „Atemintensivierung und -vertiefung", Übung 12, S. 90 als reine Atemübung beschrieben. Es bietet sich an, diese der Phonationsübung vorzuschalten. In oben genanntem Kapitel sind auch die Erläuterung zur Durchführung der Übung und die Bewegungsbeschreibung zu finden.

Mit der entstandenen Weite im Brustkorb wird nun phoniert. Die Phonation wird mit dem Vokal „a" begonnen, da der Mund durch die Einatmung noch weit geöffnet ist und so die Rachenweite in der Phonation erhalten bleibt.

Mit der Phonation können die Arme wieder an den Seiten nach unten bis zu den Beinen gleiten. Zu beachten ist hier der Tonus des Kindes. Wenn das Kind einen eher geringen ganzkörperlichen Tonus hat, sollten die Arme nur bis zur Waagerechten nach unten geführt werden, damit der Oberkörper nicht „in sich zusammen sackt".

Eine weitere Möglichkeit der Einatmung in dieser Übung ist das Einsaugen der Luft. Hierbei werden die Lippen nach vorne gewölbt („U"-Stellung) und die Luft wird durch eine kleine Öffnung eingesaugt. Es sollte darauf geachtet werden, dass das Kind hierbei nicht in eine Hochatmung verfällt, sondern Brustkorb oder Bauch weitet. Phoniert wird beim Senken der Arme in der gleichen Lippenstellung mit dem Vokal „u".

Um einen weichen Stimmeinsatz bei der Phonation der Vokale zu erreichen, sind einige Vorstellungen für das Kind hilfreich: Entweder kann es sich vorstellen, es phoniere die Vokale in die Einatmung hinein, oder die Einatmung gehe trotz der Stimmgebung weiter.

5. (Schnee)Ballschlagen

Ziel: Phonation mit Stärkung der Einatmungsfunktion, Resonanzaufbau, Erhöhen der Sprechstimmlage.

Durchführung: Das Kind schwingt mit einem Kegel in jeder Hand die Arme vor und zurück (genauere Bewegungsanleitung siehe Kapitel 7.2 „Atemintensivierung und -vertiefung“, Übung 7). Dabei liegt während dieser Übung die Aktivität in der Vorwärts- bzw. Aufwärtsbewegung.

Das Kind stellt sich vor, es müsse Schneebälle oder Bälle mit den Kegeln nach oben schlagen.

Dabei wird ein kurzes „mum“ oder „mu“ in einer etwas erhöhten Tonlage phoniert (auch andere Vokale können eingesetzt werden). Dies trägt dazu bei, dass das Kind in lockerer Weise in eine höhere Sprechstimmlage geführt wird. Es ist sinnvoll, diese Übung zunächst in der Singstimme durchzuführen.

6. Skifahrer

Ziel: Beweglichkeit, Lockerheit und Weitung im Brustkorb, Resonanzaufbau, Stärken der Ausatmungsfunktion mit Phonation.

Durchführung: Die Spielidee und die Bewegungsanleitungen sind der Übung 7 im Kapitel 7.2 „Atemintensivierung und -vertiefung“ zu entnehmen. Diese bietet sich als Vorübung an.

In Kombination mit Phonation ist es besonders wichtig, dass das Kind beim Schwingen der Kegel einen Rhythmus findet. So sind Ein- und Ausatemphasen ausgewogen und es besteht nicht die Gefahr des Rückfalls in alte Muster.

Es bestehen mehrere Möglichkeiten diese Übung mit Phonation zu verbinden.

Phonationsmöglichkeit 1: Beim Vorschwingen eines Kegels phoniert das Kind ein „w“. Die Ausatmung wird noch etwas verlängert und gesteigert, wenn das „w“ während drei Schwüngen nach vorne phoniert wird. Dies dient dazu, die Ausatmungsfunktion zu stärken, Resonanz aufzubauen und vermehrten Luftfluss gegen das Prinzip „Druckaufbau“ zu setzen.

Zur Übertragung des Luftflussprinzips auf Vokale ist es sinnvoll, an das „w“ im Verlauf der Übung Vokale anzuhängen. Besonders bietet sich das „u“ an, da hier der Luftfluss am leichtesten zu übertragen ist.

Phonationsmöglichkeit 2: Wenn das Kind die Kegel vor und zurück schwingt, soll es ein „m“, „mom“ oder „mo“ phonieren (andere Vokale können beliebig eingesetzt werden). Dies geschieht zunächst in der Singstimme und kann anschließend in die Sprechstimme übertragen werden.

Hinweis: Bei Phonationsmöglichkeit 2 ist es sinnvoll, eine der beiden folgenden Übungen („Verzauberte Flöte" oder „Hungrige Bären") als Vorübung anzubieten, um die Phonation eines lockeren „m" zu gewährleisten.

7. Die verzauberte Flöte

Ziel: Erarbeiten einer optimalen Koordination zwischen Stimmgebung und Luftfluss.

Durchführung: Als Material wird eine Flöte benötigt. Die Flöte soll so verzaubert werden, dass nicht nur der Ton der Flöte, sondern auch die Stimme des Flötenspielers zu hören ist. Das Kind denkt sich einen Zauberspruch aus. Mit diesem Zauberspruch verzaubert die Therapeutin als erste die Flöte.

Dies geschieht, indem Luft in die Flöte geblasen wird, so dass ein Ton erklingt. Anschließend wird ein „wwww" in die Flöte gesummt, sodass die eigene Stimme zu hören ist. Wenn beim Summen der Luftfluss groß genug ist, kann der Ton der eigenen Stimme und der Ton der Flöte gleichzeitig gehört werden. Nun ist die Flöte richtig verzaubert und die Koordination zwischen Stimmgebung und Luftfluss optimal.

8. Hungrige Bären

Ziel: Erarbeiten des Summens auf „mmm" mit Vorverlagerung des Stimmansatzes (in Sing- und Sprechstimme), Wahrnehmen der Vibration des Tones an den Lippen.

Durchführung: (benötigtes Material: gelbe Papierschnipsel – etwa so breit wie der Mund). Kind und Therapeutin sind hungrige Bären auf der Suche nach Honig. Sie kommen zu einem Bienennest und wollen Honig stehlen. Dabei dürfen sie den Bienen nicht zu nahe kommen, sonst werden sie gestochen, d. h. die Bären dürfen den Honig nur ganz vorsichtig mit ihren Lippen nehmen. Dann summen sie freudig ein „mmmmh", weil der Honig so gut schmeckt.

Die Lippen müssen die Papierschnipsel gerade so festhalten, dass sie nicht zu viel Spannung haben und das Kind die Vibration an den Lippen spüren kann. Das Kind sollte selbst einen angenehmen Ton für das „mmmh" wählen oder die Indifferenzlage wird angegeben.

Das Spiel kann noch etwas interessanter gestaltet werden, wenn die Spieler würfeln, wie viel Honig der jeweilige „Bär" sich holen darf. Wer zum Schluss den meisten Honig sammeln konnte, hat gewonnen.

9. Seifenblasen pflücken

Ziel: Erarbeiten und Erhalten der Rachenweite bei Phonation.

Durchführung: Therapeutin und Kind stehen vor einem imaginären Baum, auf dem sich Seifenblasen als Früchte befinden. Diese werden mit dem Mund gepflückt, dürfen dabei aber nicht zerplatzen. D. h. der Rachenraum muss trotz geschlossener Lippen so weit bleiben, dass die Seifenblasen nicht kaputt gehen. Anschließend erzählen sich die beiden Pflücker mit einem „mmmh“ wie gut die „Seifenblasenfrüchte“ schmecken. Dabei soll die Rachenweite bestehen bleiben.

10. Geheimschrift

Ziel: Ausweiten der Resonanz.

Durchführung: Therapeutin und Kind sind Indianer oder Detektive, die sich mit einer Geheimschrift verständigen müssen. Beide haben als Code, um die Geheimschrift zu entziffern, Abbildung 44 vor sich liegen. Einer schreibt die Geheimschrift auf und der andere liest sie vor. So besprechen sie, welchen Plan sie als nächstes ausführen wollen.

Diese Übung sollte zunächst in der Singstimme und danach in der Sprechstimme durchgeführt werden.

Hinweis: Thematisch kann diese Übung an andere Übungen mit dem Thema „Indianer“ angeschlossen werden (z. B. Übung 2 dieses Abschnittes).

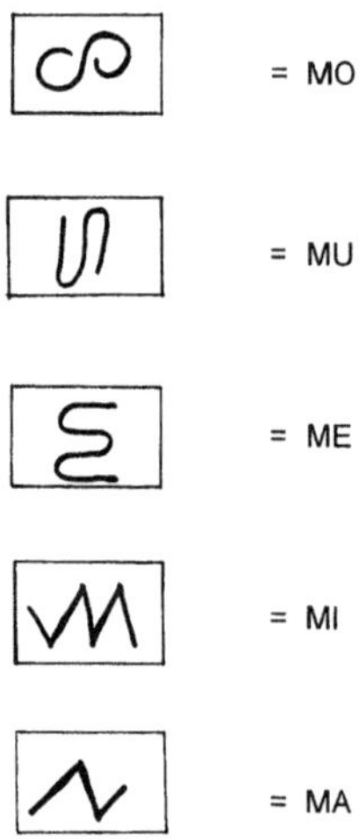

Abb. 44

11. Kuhwettlauf

Ziel: Ausweiten der Resonanz auf „m“ und auf „m + Vokal“, Vorverlagerung des Stimmansatzes.

Benötigt werden: kopierter Spielplan, Farbwürfel, Kopien der Spielfiguren „Kühe“, Schere, Buntstifte, sechsmal Ein-Cent-Münzen und Kleber.

Bauanleitung: Das Kind darf die sechs „Kuh“-Spielfiguren ausschneiden und mit sechs Farben eines Farbwürfels anmalen. Zum Beschweren der Spielfiguren werden an der Unterseite der Kühe jeweils Ein-Cent-Münzen angeklebt. Der Spielplan kann ebenfalls ausgemalt werden (siehe Abb. 45 und 46).

Durchführung: Jede Kuh wird an ihren Startpunkt gestellt. Das Spiel kann in verschiedenen Durchgängen oder mit verschiedenen „Kuh-Sprachen" gespielt werden.

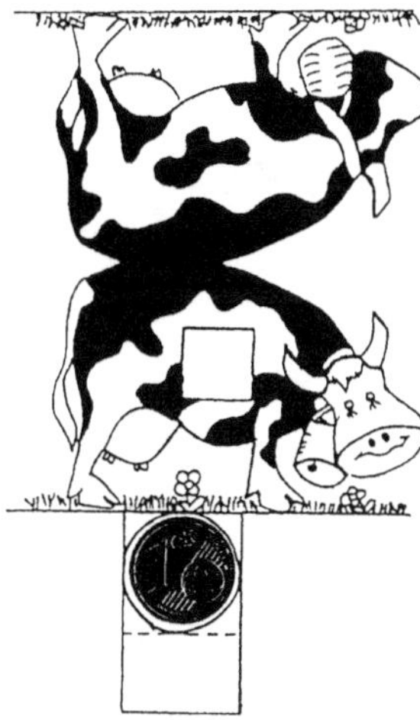

Abb. 45: Bastelbogen „Kühe" (Bogen auch im Internet verfügbar; www.reinhardt-verlag.de)

Möglichkeit 1: Zunächst sprechen alle Kühe die gleiche Sprache („mmmmmh"). Hier sollte in der Indifferenzlage begonnen werden. Therapeutin und Kind können dann aber verschiedene Tonhöhen ausprobieren und hören, wie sich die Stimmen der Kühe verändern. Da Kühe sehr lange und intensiv kauen, wird der Ton mit „mmmh" zunächst nach der Kaumethode von Fröschels gekaut. „Beim sog. geschlossenen Kauen werden die Lippen nicht geöffnet. In den langsamen Ablauf der kauenden Abwärtsbewegung des Unterkiefers – der Rachenraum weitet sich dabei etwa wie im Vorstadium des Höflichkeitsgähnens – schaltet sich die Stimme hinzu" (Spieker-Henke, 1997, 91). Dies ist besonders wichtig bei Kindern, die nur eine geringe Kieferöffnungsweite haben.

Möglichkeit 2: Die Kühe unterscheiden sich in ihren „Kuh-Sprachen": So spricht z. B. die rote Kuh „muuuh", die grüne Kuh „miiih", die blaue Kuh „maaah" usw.

Dies geschieht zunächst auch in der Indifferenzlage und kann später in der Tonhöhe verändert werden. Auch hier ist es sinnvoll, den Ton zunächst nach der Kaumethode von Fröschels (siehe oben) zu „kauen".

Gewürfelt wird reihum. Die gewürfelte Farbe zeigt an, welche Kuh ein Feld nach vorne gezogen werden darf. Dabei phoniert der Spieler in der für diese Kuh typischen „Kuh-Sprache". Die Kuh, die als erste das Ziel erreicht hat, ist Siegerin.

Etwas interessanter wird das Spiel, wenn man vor Spielbeginn die Kühe unter den Spielern aufteilt. Dann ist der, dessen Kuh als erste ins Ziel gekommen ist, der Sieger.

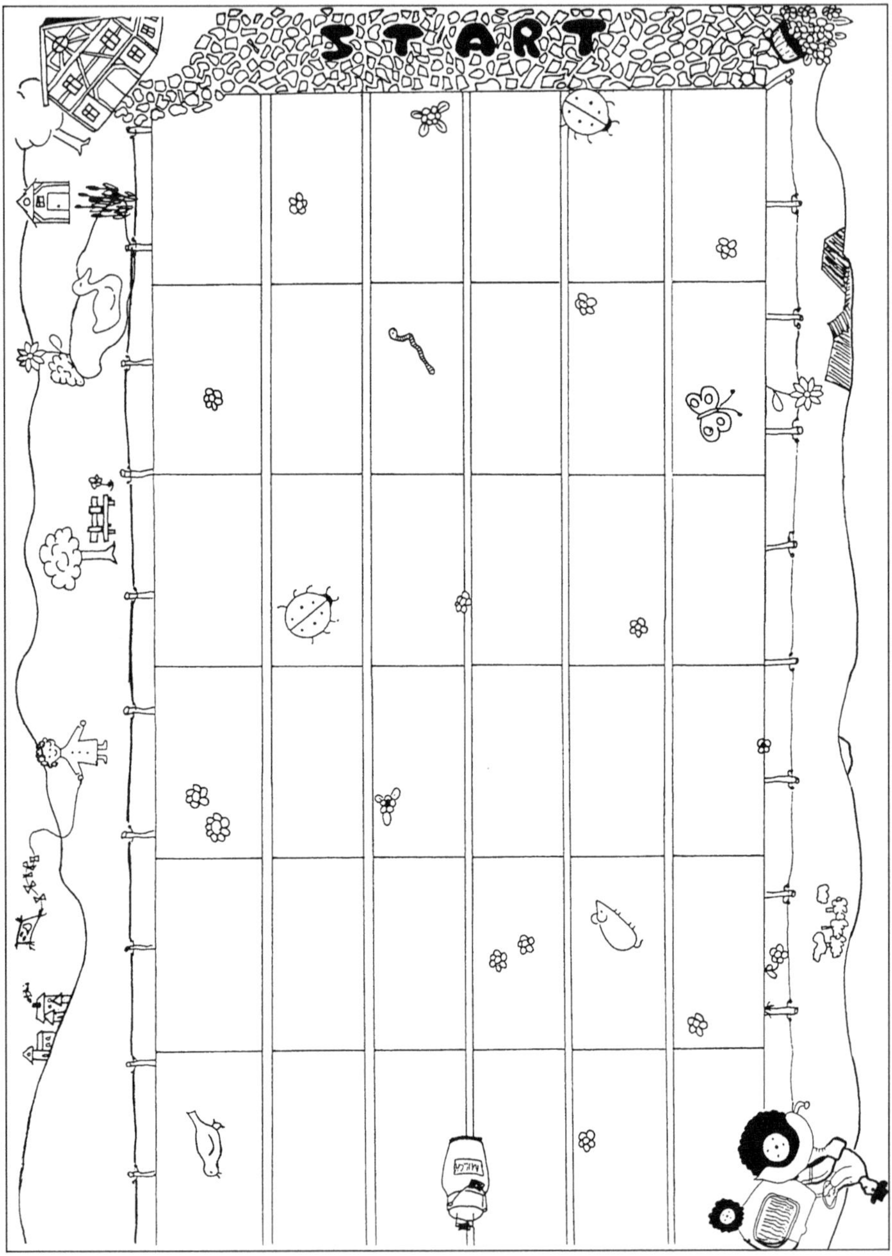

Abb. 46: Spielplan „Kuhspiel" (Spielplan auch im Internet verfügbar; www.reinhardt-verlag.de)

12. Bienchen summ herum

Ziel: Ausweiten der Resonanz in der Singstimme.

Durchführung: Zunächst werden mit dem Kind Bienen aufgemalt oder gebastelt, die beim Spielen zu den Blüten fliegen und Nektar sammeln (evtl. verschiedenfarbige Blüten mit Farbwürfel abwürfeln). Die verschiedenen Spielvarianten sind der Fantasie der Therapeutin überlassen. Außerdem kann die nachfolgende Abb. 47 verwendet werden.

Phonatorisch sollen die Bienen erst einmal mit einem stimmhaften „ssss“ fliegen. Mit jüngeren Kindern kann am Ende des Spiels oder zwischendurch das Lied „Bienchen, summ herum“ gesungen werden. Hierbei sollte auf eine gute Ausprägung des „m“s geachtet werden.

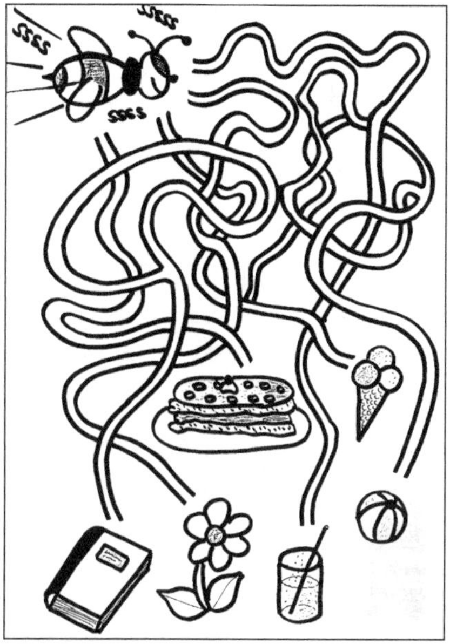

Abb. 47: Biene (auch im Internet verfügbar; www.reinhardt-verlag.de)

Summ, summ, summ, Bienchen summ herum.
Ei, wir tun dir nichts zuleide,
flieg nur aus in Wald und Heide!
Summ, summ, summ, Bienchen summ herum.

Summ, summ, summ, Bienchen summ herum
Such in Blumen, such in Blümchen,
dir ein Tröpfchen, dir ein Krümchen!
Summ, summ, summ, Bienchen summ herum.

Summ, summ, summ, Bienchen summ herum
Kehre heim mit reicher Habe,
bau uns manche volle Wabe.
Summ, summ, summ, Bienchen summ herum.

13. Max und Moritz machen Streiche

Ziel: Resonanzerweiterung auf Satzebene und in der Spontansprache.

Durchführung: Der folgende Spielplan auf Abbildung 48 führt durch die Geschichte von Max und Moritz. Hierbei werden vor allem Sätze und Wortspiele mit „m" und „n" geübt. So muss bei den verschiedenen Streichen von Max und Moritz die erarbeitete Resonanz in Sätzen und in der Spontansprache angewendet werden.

Spielanleitung: Benötigt werden Spielfiguren und ein Würfel. Die grauen Felder auf der Kopiervorlage können zur besseren Orientierung farbig ausgemalt werden. Bei Kindern, die schon lesen können, sollten vor Spielbeginn die bei den einzelnen Streichen aufgeführten Sätze als Spielkarten vorliegen (siehe unten). Bei kleineren Kindern liest die Therapeutin vor und lässt nachsprechen. Die Sätze werden gesprochen, wenn man über die grauen Felder kommt. Zusätzlich ist zu jedem Streich eine Aufgabe angegeben, die ausgeführt werden muss.

Zum ersten Bild: „Hahn und Hühner schlucken munter jedes ein Stück Brot hinunter; aber als sie sich besinnen, konnte keines recht von hinnen." Aufgabe: drei Schritte zurück gehen!

Zum zweiten Bild: Nachts näht Meister Böck neue Mäntel. „Schneider, Schneider, meck, meck, meck!" Aufgabe: drei Schritte weiter gehen! Sägebewegung zur Unterstützung des Sprechrhythmus.

Zum dritten Bild: Maikäfer machen müde Männer munter. Aufgabe: Die Maikäfer summen mit „bbssss"!

Zum vierten Bild: Meister Müller mahlt Mehl. Aufgabe: Mit kleineren Kindern das Lied „Es klappert die Mühle am rauschenden Bach …" singen (Text siehe unten). Ältere Kinder müssen zwei Schritte zurück gehen!

„Es klappert die Mühle am rauschenden Bach, klipp, klapp.
Bei Tag und bei Nacht ist der Müller stets wach, klipp, klapp.
Er mahlet das Korn zu dem kräftigen Brot.
Und haben wir solches, so hat's keine Not.
Klipp, klapp, klipp, klapp, klipp, klapp."

Weitere Aufgaben zu den Streichen von Max und Moritz sind: Max und Moritz schmausen munter gemopste Hühner. Aufgabe: Einmal aussetzen, Genussvoll kauen. Oder: Max und Moritz mischen Flintenpulver in die Meerschaumpfeife. Aufgabe: Noch einmal würfeln!

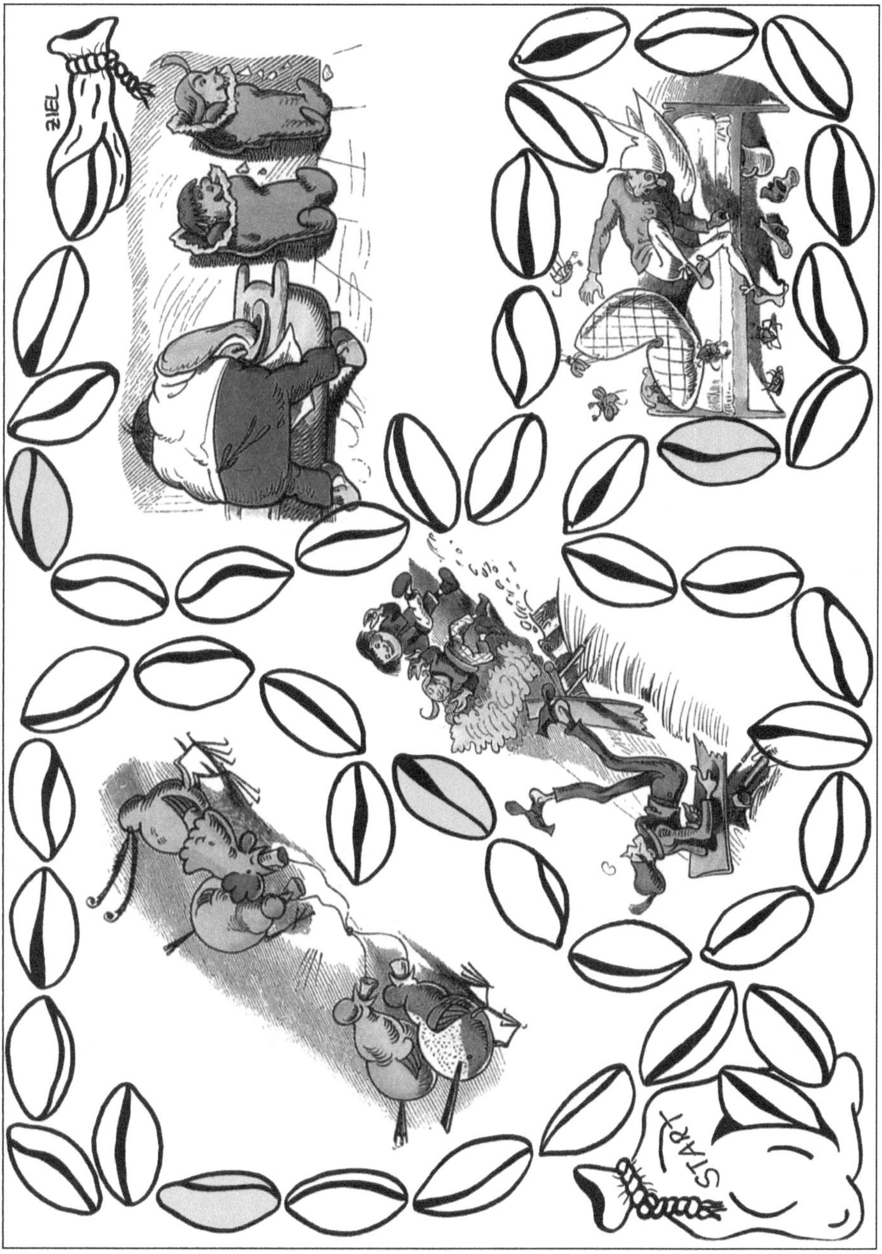

Abb. 48: Spielplan Max und Moritz (mit Abbildungen aus Busch 2003; auch im Internet verfügbar; www.reinhardt-verlag.de)

9.2 Modulation

1. Bauernhof

Ziel: Modulation durch Intention.

Durchführung: Mit verschiedenen Tieren wird Bauernhof gespielt. Hier kann zuvor Übung 3 „Gähnen und Strecken“, S. 112, eingesetzt werden. So wird als Vorübung zur Phonation der Rachenraum geweitet.

Alle Tiere sind auf dem Bauernhof aufgewacht und erzählen, was sie an diesem neuen Tag erleben möchten. Als Tiere eignen sich z. B. der Hahn („kikeriki“), die Hühner („book-book“), das Schaf („mäh-mäh“), die Kuh („muh-muh“), der Esel („i-ah – i-ah“), das Pferd („hüh-hüh“), die Gänse („ga-ga“) etc. Die Tiere werden von Kind und Therapeutin gespielt. Diese denken sich aus, was die einzelnen Tiere an diesem Tag auf dem Bauernhof erleben.

Je nach Tier und Erlebnis können die Tierstimmen verschieden moduliert werden. Modulation kann auch innerhalb einer Tierstimme stattfinden. Wichtig ist es hierbei, das Kind zur Modulation zu ermuntern.

2. Geisterstunde

Ziel: Modulation auf Vokalebene.

Durchführung: Die Gespenster treffen sich um Mitternacht im Schloss und spuken. Hierbei wirkt eine dementsprechende Verkleidung sicher sehr motivierend.

Beispiel einer Spielidee (in Anlehnung an das handelsübliche Spiel „Juniorlabyrinth“): Die beiden Gespenster müssen im Raum verschiedene zuvor deponierte Gegenstände über einen bestimmten Weg erreichen und in Besitz nehmen. Auch hier bestimmt die Fantasie der Therapeutin die Ausgestaltung des Spiels. Welches Gespenst am Ende des Spiels am geschicktesten war und die meisten Gegenstände ergattern konnte, hat gewonnen.

Stimmlich machen sich die Gespenster bemerkbar und erschrecken sich gegenseitig mit einem „uuu-huuu“. Der Ruf der Gespenster erfolgt nicht nur auf einem Ton, sondern gleicht eher einem Sirenenton, da die Stimmgebung in dieser Übung zur besseren Modulation beiträgt.

3. Kirschenpflücken

Ziel: Modulation auf Vokalebene in Sing- und Sprechstimme.

Durchführung: Kind und Therapeutin pflücken gemeinsam wie folgt Kirschen:

Ein Arm wird so weit es geht nach oben gestreckt (Einatmung). Die Hand greift die Kirschen, macht eine Faust (dabei Vokaleinsatz). Die Hand wird so gedreht, dass die Handinnenfläche zur jeweils pflückenden Person zeigt, und dann nach unten gezogen (dabei Phonation) wird.

Phoniert werden jeweils zwei Vokale abwechselnd z. B. „o-a-o-a-o“ (legato). Pro Bewegung nach unten werden zwei Vokale hintereinander gesungen z. B. „o – a“. Anschließend pflückt die andere Hand (Bewegung wie oben beschrieben) die nächsten beiden Töne als Kirschen. Die Vokalkombinationen sind dabei beliebig. Da der Vokal „a“ oft die meisten Schwierigkeiten verursacht, bietet es sich an, ihn in der Mitte zwischen zwei anderen Vokalen zu singen. Die Tonabfolge ist in Abbildung 49 dargestellt, wobei die Tonhöhe variieren kann.

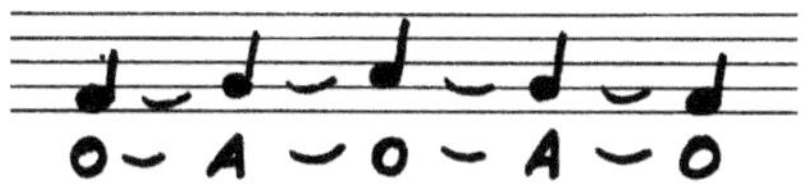

Abb. 49

Wenn alle Kirschen gepflückt sind, werden sie gegessen. Wenn man zu viele davon isst, kann man aber schnell Bauchweh bekommen. Therapeutin und Kind klagen gemeinsam mit einem seufzenden „aaah“ oder „oooh“ über die Bauchschmerzen. Dabei wird wie bei einem Sirenenton von unten nach oben und wieder zurück moduliert.

4. Rakete

Ziel: Ausweiten der Modulationsfähigkeit nach oben.

Durchführung: Zu Beginn der Übung wird eine Rakete aufgemalt oder gebastelt.

Wenn die Rakete nach oben in den Himmel startet und immer höher fliegt, begleitet die Stimme dies. Dabei kann ein „wwwwww“, „uuuuuu“ oder „mmmmmm“ phoniert werden. Je höher die Rakete steigt, desto höher wird auch die Stimme (Glissando nach oben). Anschließend können auch Vokale an die Klinger angehängt werden. Dabei ist darauf zu achten, dass das Kind die Stimme nur so weit nach oben führt, dass es nicht in eine Hyperfunktion kommt und die Stimme herausgepresst wird oder seinen Stimmumfang überschreitet.

Die gebastelte Rakete fliegt durch den Therapieraum. Bei einer aufgemalten Rakete werden bunte Striche nach oben in Verbindung mit der Phonation gezeichnet. Dies stellt zum einen die fliegende Rakete dar, zum anderen verdeutlicht es die Modulation nach oben.

5. Elefant im Zirkus

Ziel: Ausweiten der Modulationsfähigkeit (einatmungsbetont).

Durchführung: Das Kind spielt einen Elefanten im Zirkus, der Kunststücke macht. Er soll mit seinem Rüssel Gegenstände „ansaugen“ und sie verstecken (Kimspiel). Für das Spiel liegen beliebige Gegenstände auf dem Boden. Der „Elefant“ beugt sich mit seinem Rüssel (Arm) nach unten, hebt einen Gegenstand auf und versteckt ihn. Der „Dompteur“ schließt die Augen und muss erraten, welchen Gegenstand der Elefant versteckt hat. Die Rollen werden jeweils zwischen dem Kind und der Therapeutin gewechselt.

Das „Ansaugen“ des Gegenstandes geschieht, indem der „Elefant“ mit gespitzten Lippen (U-Stellung) die Luft einsaugt (wichtig: keine Hochatmung!). Anschließend stößt er einen Trötlaut aus („u“, „ö“ oder „ü“). Dieser soll wie ein Seufzlaut (von oben nach unten gezogen) klingen und ist für den „Dompteur“ das Zeichen, die Augen zu öffnen.

Hinweis: Diese Übung kann thematisch an die Übung „Seilartisten“, Kapitel 9.1, S. 126, angeschlossen werden.

6. Echo-Fangen

Ziel: Ausweiten der Modulationsfähigkeit beim Rufen.

Durchführung: Ein Spieler bekommt die Augen verbunden und stellt sich in eine Ecke des Raumes. Er ruft verschiedene Fragen und Sätze (z. B. „Ist da jemand?“, „Wo bist du?“, „Wie geht es dir?“, „Kannst du mich hören?“, „Hallo!“, „Komm doch mal rüber!“ etc.). Der andere Spieler steht irgendwo im Raum und spielt das Echo. Er wiederholt die Sätze. Der erste Spieler muss erkennen, woher das Echo kommt und in diese Richtung laufen, bis er „das Echo“ gefangen hat. Je nach Alter des Kindes kann „das Echo“ sich bewegen oder an seinem Platz bleiben, bis es gefunden ist. Danach werden die Rollen getauscht.

Die Fragen und Sätze werden mit Rufterz phoniert. Somit wird eine verstärkte Modulation in Sätzen bzw. beim Rufen erreicht.

Hinweis: Diese Übung kann auch als Rufübung eingesetzt werden (s. folgenden Abschnitt „Rufübungen“, Übung 4: „Echo-Fangen“).

Rufübungen

1. Schiffsreise

Ziel: Produktion von Lautstärke durch ganzkörperliche Bewegung und Zwerchfellaktivtät.

Durchführung: Therapeutin und Kind sind auf einem Segelschiff. Der Wind ist sehr stark geworden und die Segel müssen eingeholt werden. Mit Greifbewegungen nach vorne und oben wird an den imaginären Tauen gezogen. Dabei sind verschiedene Ausrufe zu hören: „Hol ein!", „He da!", „Hol das Segel ein!", „Oh!", „Hau ruck!", „Ho, ho!".

Die Geschichte geht weiter: Das Schiff hat ein kleines Leck bekommen, das mit Sandsäcken abgedichtet werden muss. Dazu müssen diese durch Werfen zum Leck transportiert werden. Dies geschieht, indem sich Therapeutin und Kind ein Säckchen zuwerfen und „Hepp!", „Hopp!" usw. rufen.

Hinweis: Es bietet sich an, als Vorübung und thematischen Einstieg die gleichnamige Übung 3 aus Kapitel 7.1 „Atemwahrnehmung" durchzuführen.

2. Dartscheibe

Ziel: siehe Übung 1.

Durchführung: Für diese Übung sollte nach Möglichkeit eine Wurfscheibe (z. B. mit Bällen) oder eine aufgemalte Scheibe verwendet werden. Falls keine Wurfscheibe mit Bällen zur Verfügung steht, können auch nasse Wattebällchen zum Werfen benutzt werden. Bei älteren Kindern ist es evtl. auch möglich, mit imaginären Gegenständen zu arbeiten. Das Kind sollte aber immer ein Ziel vor Augen haben, auf das es den Ausruf richtet.

Bei der Übung steht das Kind in Schrittstellung und wirft mit einer Hand z. B. den Ball auf eine Scheibe. Dabei soll weit ausgeholt werden, was eine intensive Einatmung möglich macht. Mit Zwerchfellaktivität werden bei der Wurfbewegung zunächst Vokale phoniert bzw. gerufen. Hierbei bietet sich eine Doppelvokalisation an (z. B. „o-a", „e-a", „u-a"). Die Übung kann mit Sing- und Sprechstimme durchgeführt werden. Wenn das Kind die Übung mit Vokalen gut beherrscht, werden in gleicher Weise Wörter und Sätze gerufen (z. B. „He!", „Komm her!", „Geh weg!", „Mach mit!", „Lass los!" etc.).

Hinweis: Beispiele für mögliche Ausrufe sind auch in der Übung „Abspannen mit Intention", Kapitel 7.3, S. 95, zu finden.

3. Pferde einfangen

Ziel: siehe Übung 1.

Durchführung: Kind und Therapeutin sitzen auf Bällen und wippen. Sie sind Cowboys, die entlaufene Pferde wieder einfangen müssen. Während sie wippen, schleudern sie über ihren Köpfen ein Lasso und rufen „he-o!“, „ho-e!“, „ho-a!“, „hu-i!“ etc. Dabei soll die Lautstärke durch Zwerchfellaktivität und ganzkörperliche Bewegung erzeugt werden. Wichtig ist, dass die Lautstärke keine Verspannungen im Hals- und Kehlkopfbereich erzeugt.

4. Echo-Fangen

Ziel: Erarbeiten des Rufens ohne Atemdruck.

Durchführung: Die Spielanleitung und Beispiele zu Fragen und Sätzen, die gerufen werden, sind in Kapitel 9.2 „Modulation“ (Übung 6) beschrieben.

Die jeweiligen Fragen und Sätze werden mit Rufterz phoniert. Hierdurch werden einzelne Wörter betont und es kann eine bewusste Zwerchfellkontraktion stattfinden, wodurch ein Rufen mit überhöhtem Atem- und Stimmdruck vermieden wird.

Hinweis: Da diese Übung auch zur Ausprägung der Modulation dient, ist sie im Hinblick darauf ausführlich in Kapitel 9.2 „Modulation“, Übung 6 „Echo-Fangen“, S. 138, beschrieben.

5. Marktverkäufer

Ziel: Übertragung des richtigen Rufens in die Spontansprache.

Durchführung: Die Beschreibung der Spielidee und der Durchführung findet sich in Kap. 7.3, Übung „Der Marktstand“, S. 97.

Bei dieser Übung setzt das Kind die vorher erarbeiteten Hilfen zum richtigen Rufen (Zwerchfellaktivität) ein. Unterstützend können auch Arm- oder Handbewegungen eingesetzt werden (z. B. Deuten auf die Waren, Herbeiwinken von Käufern …).

1. Seifenblasen

Ziel: Erarbeiten eines physiologischen Stimmeinsatzes.

Durchführung: Von einem Partner werden Seifenblasen in den Raum gepustet und der andere Partner bringt sie mit dem Zeigefinger zum Platzen. Dazu wird zunächst ein „m + Vokal" phoniert. Die Seifenblase soll dabei nur kurz angetippt werden, was auch für den Ton gilt. Anschließend werden zwei Seifenblasen kurz hintereinander zum Platzen gebracht. Dies geschieht einmal beispielsweise mit „ma" und das zweite Mal mit „a". So ist der Vokaltrakt vor der Phonation des Vokals schon auf diesen eingestellt und ein physiologischer Stimmeinsatz kann erfolgen. Bei dieser Übung ist es hilfreich, zunächst die Stimmeinsätze in der Singstimme zu erarbeiten, da hier das falsche Phonationsmuster weniger ausgeprägt ist. Beherrscht das Kind die Vokaleinsätze in der Singstimme gut, kann in der Sprechstimme geübt werden.

Hinweis: Es ist sinnvoll, als Vorübung die Übungen „Krokusblüte" (S. 90 u. 127) oder „Seifenblasen pflücken" (S. 112 u. 130) durchzuführen, um einen Vokaleinsatz aus der Rachenweite heraus zu gewährleisten. Ansonsten besteht die Gefahr eines knarrenden oder unphysiologisch harten Einsatzes.

2. Indianersprache

Ziel: Erarbeiten eines physiologischen Stimmeinsatzes auf Silbenebene.

Durchführung: Die Indianersprache besteht aus Silben mit Vokalanfang (z. B. am, ek, is, of, ut etc.). Einer der Mitspieler sagt einige solcher Silben hintereinander und ein anderer Mitspieler darf sich ausdenken, was dies übersetzt in unsere Sprache heißt. Hilfreich ist es hier, evtl. die Silbenreihen vorher aufzuschreiben. Die Indianersprache kann durch gleichzeitiges Trommeln unterstützt werden. Bei jedem Vokaleinsatz wird ein Trommelschlag ausgeführt. Dies stellt auch eine gute Motivationshilfe für das Kind dar.

Hinweis: Thematisch kann hier an die Übung „Die reitenden Indianer", S. 86, angeschlossen werden.

3. Verkaufsstand

Ziel: Erarbeiten eines physiologischen Stimmeinsatzes auf Wortebene.

Durchführung: Ein Verkaufsstand wird aufgebaut. Dort dürfen aber nur Gegenstände verkauft werden, die mit einem Vokal beginnen. Kind und Therapeutin überlegen zunächst gemeinsam, welche Waren an diesem Stand verkauft werden sollen.

Hier einige Beispiele: Apfelsaft, Aprikosen, Ananas, Adler, Anhänger, Angeln, Angelhaken, Apfelsinen, Autos, Äpfel, Eier, Eis, Erdnüsse, Erbsen, Enten, Esel, Eulen, italienische Pizza, Ingwer, Igel, Indianerschmuck, Orangen, Orangensaft, Ochsen, ungarische Salami, Uhus, Umzugskisten, Uhren etc.

Jetzt wird mit den verschiedenen realen oder auch imaginären Gegenständen ein Einkaufsspiel entwickelt.

4. Satzergänzung

Ziel: Einsatz des physiologischen Stimmeinsatzes in Wörtern und Sätzen.

Durchführung: Die auf Abbildung 50 abgedruckten Bildkarten zu Vokaleinsätzen werden ausgeschnitten und auf dem Tisch verteilt. Das Kind und die Therapeutin decken abwechselnd eine Karte auf und benennen das Bild. Anschließend wird das Wort durch abwechselnde Ergänzung von anderen Wörtern in einen sinnvollen Satz eingebunden. Wenn ein vollständiger Satz entstanden ist, wird das Wort mit Vokaleinsatz noch einmal im Satzzusammenhang gesprochen. So soll eine Übertragung des physiologischen Stimmeinsatzes in Sätze und in die Spontansprache erreicht werden.

5. Stacheliger Igel

Ziel: siehe Übung 4.

Durchführung: Für dieses Spiel werden wie in Übung 4 die Bilder von Abbildung 50 zu Vokaleinsätzen benötigt. Es ist eher für kleinere Kinder gedacht.

Zunächst wird ein Igel geknetet, der allerdings noch keine Stacheln hat. Diese werden in Form von Zahnstochern oder Streichhölzern in den Knetigel gesteckt. Eine Bildkarte wird ausgewählt. Beim Hineinstecken des „Stachels“ in den Igel wird das Wort mit Vokaleinsatz gesprochen.

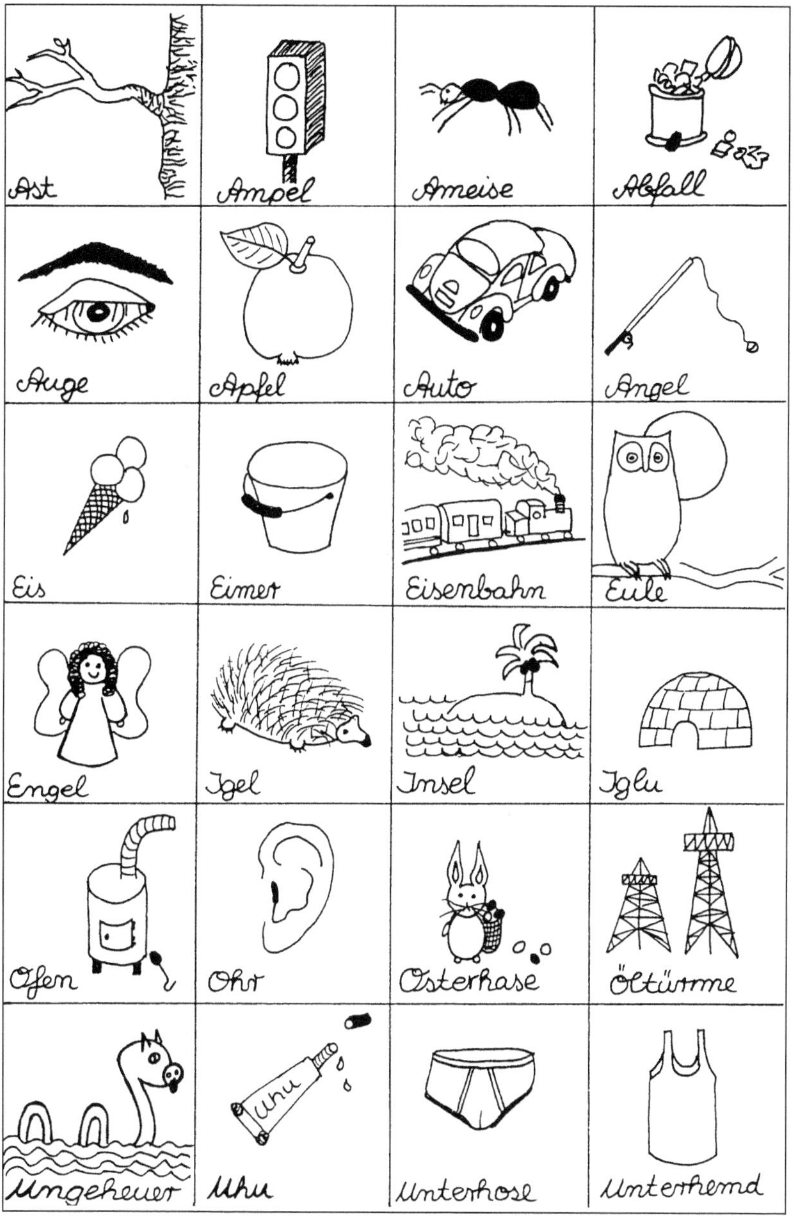

Abb. 50: Vokaleinsätze

10 Hörwahrnehmung: Sensibilisierung für die eigene Stimme

Das Ziel der auditiven Wahrnehmungsförderung ist es, die Kinder soweit zu sensibilisieren, dass sie künftig den Ist-Zustand ihrer eigenen Stimme wahrnehmen und einschätzen können.

Erst mit dem Erkennen und Begreifen der eigenen Stimmprobleme wird es dem Kind möglich, die Modifikation seiner Stimme in Angriff zu nehmen.

Dabei ist es nicht nur von Bedeutung, dass die Wahrnehmung des Kindes für seine Stimme geschult wird, sondern auch, dass es Zusammenhänge zwischen Stimmung und Stimme erkennen und verstehen lernt.

Da die Wahrnehmungsfähigkeit der Kinder unterschiedlich entwickelt ist, muss die Therapeutin individuell entscheiden, welche Übung dem Stand des Kindes gerecht wird und mit welchen Übungen sie das Trainingsprogramm eröffnen will.

10.1 Aktives Zuhören

Für auditiv schwache Kinder beginnt das Hörtraining mit Konzentrationsübungen, die das aktive Zuhören schulen und so verbessern.

1. Radiosendersuche

- **Ziel:** Verbessern des aktiven Zuhörverhaltens.

- **Durchführung:** Die Therapeutin macht Radiogeräusche vor, d. h. produziert unsinnige Lautkombinationen, die bei der Suche nach einem Sender ertönen könnten. Zum Beispiel: „rrrrdschrrrrrrrrooowwww“. Inmitten dieser Lautkette spricht sie plötzlich ein für das Kind bekanntes und sinnkorrektes Wort. Zum Beispiel: „ririakschdsh – Mund – schffffku”. Das Kind gibt durch Klatschen zu erkennen, dass es ein Wort herausgehört hat. Die Therapeutin stoppt die Sendersuche und lässt sich vom Kind das Wort nennen.

2. Leuchtspiel

Ziel: Verbessern des aktiven Zuhörverhaltens.

Durchführung: Das Therapiezimmer wird völlig abgedunkelt. Die akustische Aufmerksamkeit wird erhöht, da keine optischen Ablenker vorhanden sind. Allerdings dürfen beim Kind keine Ängste vor Dunkelheit bestehen.

Mit einer Taschenlampe ausgerüstet, sitzt das Kind der Therapeutin gegenüber. Die Therapeutin denkt sich verschiedene Dinge aus, die leuchten können. Zum Beispiel gibt sie vor: „alle Sterne leuchten“. Das Kind knipst die Taschenlampe an. Baut die Therapeutin jedoch bewusst Falschaussagen ein wie zum Beispiel „alle Frösche leuchten“, darf das Kind die Lampe nicht anschalten.

3. Uhrensuche

Ziel: Verbessern des aktiven Zuhörverhaltens.

Durchführung: Ein gutes Richtungshören benötigt das Kind bei der Bewältigung dieser auditiven Übung.

Die Therapeutin hat im Therapiezimmer verschiedene Uhren wie zum Beispiel einen alten, laut tickenden Wecker, eine Kinderspieluhr, einen Küchenkurzzeitwecker und eine Armbanduhr mit Wecksignal versteckt. Das Kind geht den Geräuschen nach und sucht auf diese Weise alle Uhren.

4. Indianergespräch

Ziel: Verbessern der auditiven Wahrnehmung.

Durchführung: Die Therapeutin erklärt dem Kind, dass Indianer tolle Geheimsignale kennen. Neben den bekannten Rauch- und Handzeichen können Indianer sich auch mittels Trommel- oder Klatschzeichen verständigen.

Die Therapeutin und das Kind sitzen weit voneinander entfernt und füreinander unsichtbar jeweils in einer Zimmerecke. Die Therapeutin beginnt, auf einer Trommel Klopfzeichen ertönen zu lassen. Das Kind hat die Aufgabe abzuwarten, bis die Therapeutin „ausgesprochen“ hat, d. h. keine Trommelgeräusche mehr hörbar sind. Dann darf es ebenfalls mit einer Trommel antworten.

Besonders spannend wird das Spiel, wenn die Geräusche leiser werden. Immer höhere Aufmerksamkeit wird gefordert.

Differenzierte Hörwahrnehmung

1. Geräuschlotto

Ziel: Verbessern der auditiven Wahrnehmung.

Durchführung: Anhand im Fachhandel erhältlicher Geräuschkassetten und CDs zur Hörschulung spielt die Therapeutin dem Kind nacheinander Hörbeispiele mit immer geringer werdender Höropposition vor. Das Kind muss die Geräusche erkennen und den passenden Bildkarten zuordnen. Hierarchie der Höroppositionen:

- Grobe Mischung aus Klängen, Tierlauten, Geräuschen und Stimmen,
- Geräusche aus verschiedenen Alltagssituationen (z. B. Haushaltsgeräte, Tätigkeiten, Fahrzeuge),
- Klänge von verschiedenen Instrumenten (z. B. Blas- und Saiteninstrumente, verschiedene Glockenarten- und Größen, verschiedene Musikrichtungen),
- Tierlaute,
- Körpereigene Geräusche (z. B. klatschen, Nase putzen, kauen, trinken, pfeifen, gurgeln, husten, lachen),
- Stimmen (z. B. Frauenstimme, Männerstimme, weinendes Baby, singendes Kind).

Differenzierte Stimmklangwahrnehmung

Im Vorfeld dieser Übungen erstellt das Kind unter Anleitung der Therapeutin eine Sammlung möglicher Stimmklänge. Dabei spielt es keine Rolle, ob das Kind typische Fachtermini für die Beschreibung stimmlicher Variationen verwendet oder in seiner kindlichen Redensart zum Ausdruck bringt, was es hört und wahrnimmt. Beispiele:

laut, leise, hoch, tief, klar, belegt, heiser, nicht heiser, hart, weich, gepresst, locker, kraftlos, klangvoll usw.
Kindliche Beschreibungen für Stimmklänge:

„wie eine alte Tür“ (knarrend),
„wie der böse Wolf von den sieben Zwergen“ (rau),
„als hätte man eine Bürste im Hals“ (kratzig),
„wie geflüstert“ (heiser bis aphon),
„der Mann hört sich wie eine Frau an“ (zu hohe Stimmlage),
„hört sich an, als ob die gleich einschläft“ (kraftlos).

Wichtig ist, dass das Kind Gelegenheit erhält, über seine Erfahrungen und Erlebnisse mit Stimmen berichten zu können.

Die Sammlung der Stimmklangbeschreibungen und die Schilderungen des Kindes geben der Therapeutin Aufschluss darüber, inwieweit das Kind bislang Stimmen differenziert wahrgenommen hat und auf welchem Informationsstand es sich befindet. Fällt der Therapeutin eine einschränkte Stimmwahrnehmung und/oder mangelnde Beschreibungsfähigkeit des Kindes auf, wird es notwendig sein, dem Kind anhand konkreter Beispiele weitere Stimmklänge nahe zu bringen.

Dem Inhalt des gesprochenen Wortes wird in dieser Übungsphase keinerlei Beachtung geschenkt, weil dieser dem Zuhörer Informationen übermittelt, die von der Wirkung des Stimmklangs unabhängig sind. Auf diese Weise ist eine Beeinflussung durch den Inhalt der Wörter nicht möglich und es können keine Rückschlüsse auf den Stimmklang gezogen werden.

Zunächst ist es für das Kind einfacher, wechselnde Stimmqualität anhand ein und desselben Satzes zu diskriminieren. Die Erarbeitung der verschiedenen Stimmklangmerkmale erfolgt nacheinander. Die Schwerpunkte richten sich nach der Symptomatik des Kindes.

1. Quatschsätze

Ziel: Bewusstmachen verschiedener Stimmqualitäten (Fremdwahrnehmung).

Durchführung: Jede gesammelte Stimmbeschreibung (siehe oben) wird auf ein Blanko-Kärtchen geschrieben. Im Anschluss daran wird wie folgt ein Quatschsatz ermittelt:

Ein Zettel wird in vier Spalten unterteilt und so gefaltet, dass jeweils nur eine Spalte sichtbar bleibt. Nach dem Mustersatz „Meine Oma (Spalte 1) fährt (Spalte 2) im Hühnerstall (Spalte 3) Motorrad (Spalte 4)“ schreiben Therapeutin und Kind abwechselnd jeweils ein, der Wortart entsprechendes Wort, in die dafür vorgesehene Spalte.

Aus den so entstandenen neuen Quatschsätzen sucht sich das Kind seinen Lieblingssatz aus (siehe Abb. 51).

Die Therapeutin zieht eine Karte mit einer Stimmklangbeschreibung und spricht den Quatschsatz auf entsprechende Weise. Das Kind muss herausfinden, welchen Stimmklang die Therapeutin vormacht.

2. Stimmen hören

Ziel: Bewusstmachen verschiedener Stimmqualitäten.

Durchführung: Die Therapeutin greift auf kurze Aufnahmesequenzen von Sprechern mit eindeutigen Stimmauffälligkeiten zurück, die

Meine Oma	fährt	im Hühnerstall	Motorrad
Die Nonne	singt	auf dem Klo	Lieder
Juliane	springt	im Abendkleid	ins Wasser
Der Hamster	bemalt	im Käfig	Ostereier

Abb. 51: Quatschsätze

sie im Laufe ihrer Berufstätigkeit archivieren konnte. Um die Stimmen vergleichen zu können und den Inhalt in den Hintergrund rücken zu lassen, ist es am besten, wenn die Sprecher denselben Text sprechen.

Das Kind ordnet der vorgespielten Stimme das passende Stimmbeschreibungsmerkmal zu. Zur Vereinfachung liegen dem Kind die wichtigsten Stimmbeschreibungsmerkmale in Form einer Liste vor.

10.2 Stimmungen und Emotionen hören

Diese Übungen rücken das bewusste Hören und Deuten von Stimmen in den Mittelpunkt. Zentrale stimmliche Qualitäten, die in der oben beschriebenen Übung erarbeitet und gefestigt wurden, sollen nun mit dem Kind spielerisch umgesetzt und die Wirkung auf den Zuhörer erprobt werden.

1. Telefonanlage

Ziel: Erkennen der Zusammenhänge von Stimmen und Stimmungen.

Bauanleitung: Die Therapeutin fertigt sich aus zwei Plastiktrichtern und einem im Baumarkt erhältlichen etwa 1,5 m langen Elektroleerrohr (als „Telefonverbindungskabel“) eine Sprechanlage (siehe Abb. 52).

Durchführung: Kind und Therapeutin setzen sich so gegenüber, dass sie einander nicht sehen können. Die Therapeutin ruft das Kind immer wieder über die Spieltelefonanlage an und spricht bei jedem neuen Anruf in einer anderen Stimmklangart. Wiederum ist es sinnvoll, die verschiedenen Stimmklänge und ihre Wirkung anhand einer sachlichen Sprechsituation herauszuarbeiten, damit sich das Kind nicht auf Wörter oder Inhalt konzentrieren muss. Folgende nachzuspielende Telefongesprächsszene bietet sich hierfür an:

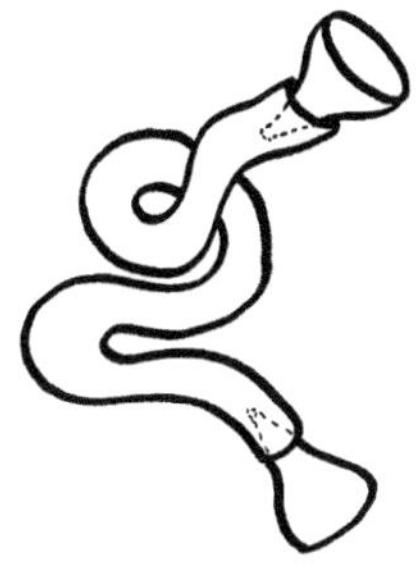

Abb. 52: Telefonanlage

Therapeutin: *wählt und lässt es klingeln.*
Kind: *meldet sich mit seinem Vornamen.*
Therapeutin: „Mein Name ist Müller! Ich hätte gerne deine Mutter gesprochen“ *(mit veränderter Stimme).*
Kind: „Moment bitte“ *(beendet Telefonat, um die Mutter zu holen).*

Die Therapeutin (jetzt in der Rolle der Mutter) will wissen, wer am Telefon ist, und fragt nach dem Stimmklang der Person Müller. Das Kind soll den Stimmklang beschreiben. Da die Mutter immer noch nicht weiß, wer am Telefon ist und was die Person will, soll das Kind außerdem einschätzen, in welcher Stimmung sich die Person befindet. Beispiele:

Stimmklang	**Mögliche Wirkung**
laut	wütend, rufend, bedrohend
leise	entspannt, geschwächt, kränklich, ängstlich
hoch	jung, weiblich, unsicher
tief	alt, männlich, dominant
hart	missgelaunt, ärgerlich, befehlend, herrisch, kommandierend
weich	freundlich, einfühlsam, gut gelaunt, gutmütig
heiser	krank, durchzecht, Raucher
verhaucht	rätselhaft, geheimnisvoll, verführerisch

Sprechart	**Mögliche Wirkung**
schnelles Sprechtempo	hektisch, nervös, ungeduldig
langsames Sprechtempo	ruhig, freundlich, geduldig
zu langsames Sprechtempo	gelangweilt
nuscheln	nachlässig, schlampig, schlaff
überartikuliert	steif, edel, hochnäsig, perfektionistisch

2. Handpuppenfestival

Ziel: Erkennen verschiedener Stimmwirkungen.

Durchführung: Verschiedene Handpuppen wie z. B. König, Prinzessin, Hexe, Fee, Zauberer, Kasperle, Clown, Oma, Arzt, Bäuerin usw. werden vor dem Kind ausgebreitet.

Die Therapeutin bespricht mit dem Kind die Charaktere und beschreibt den dazu passenden Stimmklang. Zum Beispiel:

Hexe: böse, hinterlistig = brüchig, knarrend, hoch, langsam

3. Wer bin ich?

Ziel: Erkennen verschiedener Stimmwirkungen.

Durchführung: Wie bei vorhergehender Übung liegen vor dem Kind Handpuppen. Die Therapeutin spricht unten stehenden Ratevers mit verstellter Stimme. Das Kind ordnet die Stimme einer Handpuppe zu und erklärt, warum die Stimme zu dieser Puppe passt.

Sag' mir, wer ich bin.
Heiß' ich Julius oder Finn?
Bin ich groß oder klein?
Wer könnt' ich wohl sein?

4. Gesichtsausdrücke

Ziel: Erkennen der Zusammenhänge von Stimme und Mimik.

Durchführung: Die Therapeutin legt dem Kind die unten abgebildeten Mimikkarten vor (siehe Abb. 53). Das Kind soll die Gesichter genau betrachten und beschreiben, welche Wirkung das Gesicht hinterlässt. Anschließend erarbeiten Therapeutin und Kind, wie die Stimmen dieser Personen klingen könnten.

Anschließend wird ein Ratespiel nach dem Muster von Übung 3 durchgeführt.

Stimmen beschreiben

Gelingt dem Kind die Zuordnung von Stimmen zu erarbeiteten Stimmbeschreibungsmerkmalen, geht die Therapeutin eine Übungsphase weiter.

1. Auf der Suche nach Stimmen

Ziel: Stimmbeurteilung bekannter Stimmen aus dem kindlichen Umfeld.

Durchführung: Die Therapeutin lässt das Kind bis zur nächsten Therapiestunde Stimmen zum Beispiel aus seinem Freundeskreis, familiären Umfeld, seiner Schule und aus dem Kinderfernsehprogramm analysieren. Das Kind soll den Klang der Stimmen beschreiben und formulieren, welche Wirkung die Stimme bei ihm hinterlässt.

2. Stimmbeschreibungen

Ziel: stimmliche Fremdanalyse.

Durchführung: Wie bereits unter Abschnitt „Differenzierte Stimmklangwahrnehmung", Übung 2, aufgeführt, werden dem Kind unterschiedliche Sprecher anhand von Aufnahmen vorgespielt. Das Kind beschreibt den Stimmklang des Sprechers bzw. der Sprecherin, ohne eine Auflistung von Stimmklangkriterien vorliegen zu haben.

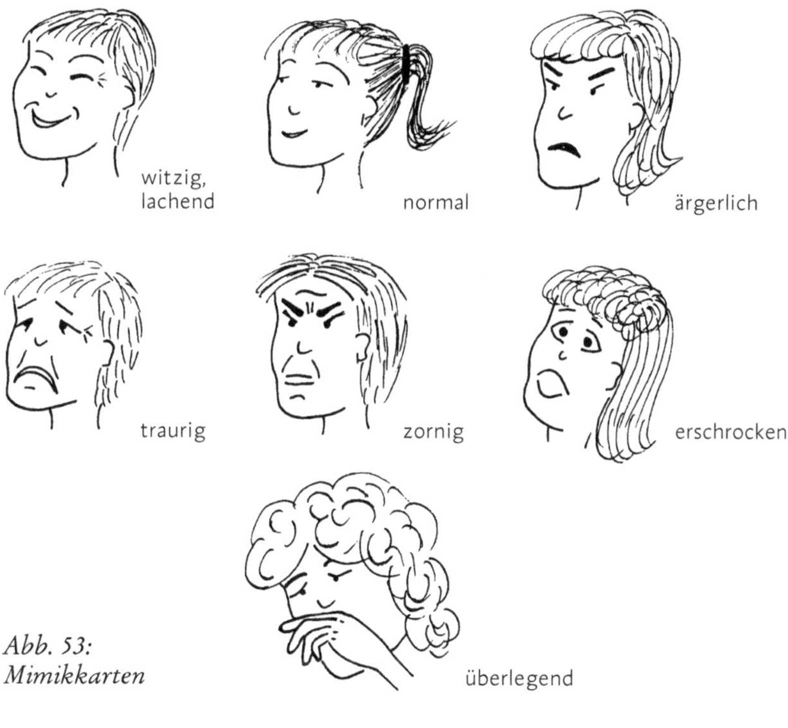

Abb. 53: Mimikkarten

Stimmliche Eigenwahrnehmung

Nachdem sich das Kind in der Beschreibung unterschiedlicher Stimmklangeindrücke anderer Sprecher geübt hat, ist es an der Zeit, seinen eigenen Stimmklang unter die Lupe zu nehmen.

Hier kommt es vor allen Dingen darauf an, das Kind neugierig auf seine Stimme zu machen und es zur Eigenanalyse zu motivieren. Die Therapeutin muss sensibel und behutsam vorgehen.

Müssen Berührungsängste mit der eigenen Stimme überwunden werden, bietet es sich an, die stimmliche Eigenanalyse schrittweise aufzubauen. Hierfür lässt die Therapeutin das Kind bei den Vorübungen zur Eigenwahrnehmung mit verstellter Stimme zum Beispiel zu laut oder zu leise sprechen (Rollenwechsel). Anhand einer Aufnahme hört sich das Kind selbst sprechen und beschreibt vorerst den Stimmklang seiner bewusst veränderten Stimme.

Um eine Grundlage für eine Stimmveränderung schaffen zu können, muss sich das Kind seiner Stimmschwäche bewusst werden und herausarbeiten, welche Stimmkriterien verbesserungswürdig sind. Die Therapeutin führt das Kind dahin, eigenverantwortlich darüber zu entscheiden, was ihm an seiner Stimme nicht gefällt und was es sich wünscht zu verbessern. Der Gedanke der Eigenverantwortlichkeit tritt somit in den Vordergrund.

Anhand von Aufnahmen wertet das Kind den Klang seiner Stimme mit der Therapeutin aus. Die Therapeutin achtet darauf, dass das Kind wegen seines auffälligen Stimmklanges keine Enttäuschung erfährt. Stattdessen muss es dazu motiviert werden, die störenden Stimmkriterien verändern zu wollen.

Außerdem sollten bei der Analyse nicht nur die negativen Stimmeigenschaften erfasst und angesprochen werden. Es festigt das Kind und gibt ihm Selbstvertrauen, wenn auch auf seine positiven Stimmqualitäten hingewiesen wird.

1. Interview

Ziel: Stimmliche Eigenanalyse.

Durchführung: Um die Aufnahmesituation spielerisch zu gestalten, führt die Therapeutin ein Interview mit dem Kind durch. Es werden offene Fragen an das Kind gerichtet, die es veranlassen, ausführlich und spontan zu antworten bzw. frei zu berichten. Die Themenwahl richtet sich nach dem Interesse des Kindes.

2. Kinderradiosendung

Ziel: Stimmliche Eigenanalyse.

Durchführung: Die Therapeutin und das Kind gestalten eine Kinderradiosendung. Dabei moderiert die Therapeutin und Stargast der Sendung darf das Kind sein, das über ein Thema berichten darf. Beispiele:

- Wochenenderlebnis,
- Sportbericht,
- Bastelanleitung,
- Kochanleitung.

3. Lautes Vorlesen

Ziel: Stimmliche Eigenanalyse.

Durchführung: Ältere Kinder sollen einen Lesetext laut vorlesen oder ein bekanntes Gedicht vortragen.

Grundsätzliches zur Durchführung der Eigenanalyse: Im Anschluss an die Aufnahme legen Therapeutin und Kind fest, auf welche Stimmkriterien sie beim Anhören der Aufnahme achten wollen. Zum Beispiel zu lauter/zu leiser Stimmklang, zu tiefe/zu hohe Stimmlage, heisere Sprechabschnitte, knarrender Stimmgebrauch. Es dürfen auch kindgerechte Stimmbeschreibungen verwendet werden.

Beim Abspielen der Aufnahme wird jeweils nur auf ein stimmliches Merkmal geachtet, ggf. spielt die Therapeutin die Aufnahme mehrmals ab.

11 Bewusster Stimmgebrauch: Sicherheit für eine schöne Stimme

11.1 Stimmen imitieren

Das Kind übt sich in der bewussten Veränderung seines Stimmklangs und erlangt Sicherheit im Gebrauch mit seiner von ihm angestrebten „schön klingenden“ Stimme, wenn es im Spiel das Stimm- und Sprechverhalten der Therapeutin imitiert. Außerdem kann die Therapeutin dem Kind beim Experimentieren mit dessen Stimme u. a. die schädigenden Einflüsse durch Stimmmissbrauch spürbar und dadurch nachvollziehbar machen (wie z. B. zu lautes Sprechen).

Das Kind verstellt seine Stimme im Spiel und probiert verschiedene Klangvariationen und Sprecharten aus, die ihm die Therapeutin vormacht. Nach jeder Sprechsequenz reflektiert es über seine Empfindungen, analysiert anhand von Aufnahmen den Stimmklang sowie die Wirkung der Stimme auf die Zuhörer.

Die Therapeutin lässt dann das Kind jeweils erarbeiten, welcher Stimmklang sich angenehmer anfühlt, schöner klingt und für die an der Stimmgebung beteiligten Organe schonender ist.

Die Übung endet stets mit einem positiven Stimmklangerlebnis, sodass dem Kind nicht der schädigende, sondern der schonende und wohlklingende Stimmklang in Erinnerung bleibt.

1. Wanderer

Ziel: Stimmklangimitation.

Durchführung: Kind und Therapeutin stehen sich weit voneinander entfernt gegenüber. Die Therapeutin spielt den Wanderer, der durch die Alpen spaziert und dabei sein Echo ertönen lässt. Das Kind spielt das Echo und ahmt vor allen Dingen den Stimmklang und die Sprechweise des Wanderers nach. Der Inhalt des Gesagten ist unwesentlich und so kann die Therapeutin mit sinnlosen Lautketten wie „blabla“ „wasawasa“ beginnen.

2. Sprechzeichnen

Ziel: Stimmklangimitation.

Durchführung: Während die Therapeutin dem Kind ein Stimmkriterium vormacht, malt sie auf einem großen Blatt Papier eine dem Sprechrhythmus angepasste Zeichnung. Das Kind fährt den Zeichenlinien beim Nachsprechen des Textes und Imitieren des Stimmklangs nach. Die Linien sowie die Handmotorik unterstützen dabei den beabsichtigten Stimmklang.

Beispiel 1: Die Therapeutin spricht mit gepresster, knarrend lauter Stimme unten stehenden Vers, während sie mit einem Wachsmalstift fest auf das Papier aufdrückt und wütend Zickzacklinien malt (siehe Abb. 54):

Türen knallen,
Worte schallen:
Lass' mich in Ruh!
Du dumme Kuh!
Nie wieder will ich lachen,
Und mit dir Scherze machen!

Das Kind soll sich überlegen, in welcher Situation eine Stimmgebung dieser Art denkbar ist. Bei der Nachahmung stellt sich das Kind diese Situation bildlich vor.

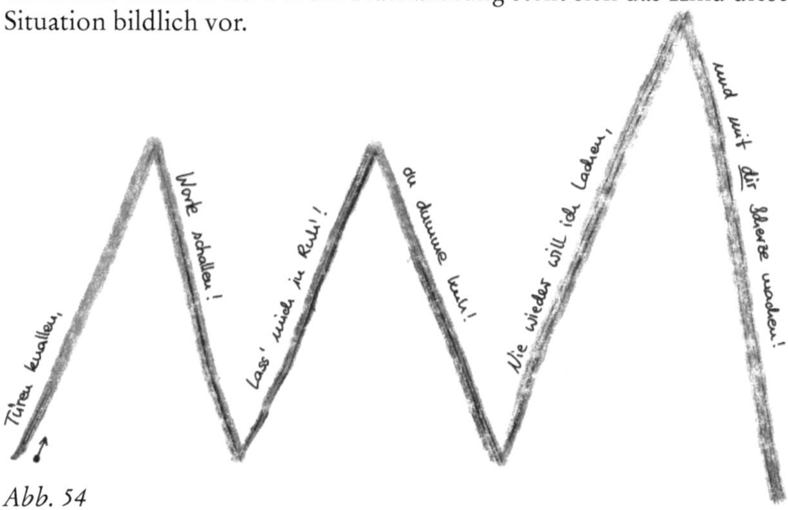

Abb. 54

Beispiel 2: Die Therapeutin jubelt mit hoher, zynischer und beschwingt klingender Stimme und malt mit einem Bleistift senkrechte Striche von oben nach unten, die sie am Ende mit lockerem Handgelenk herausschleudert (siehe Abb. 55).

Heute back' ich,
morgen brau' ich,
übermorgen hol' ich
der Königin Kind:
Ach wie gut,
dass niemand weiß,
dass ich Rumpel-
stilzchen heiß'!

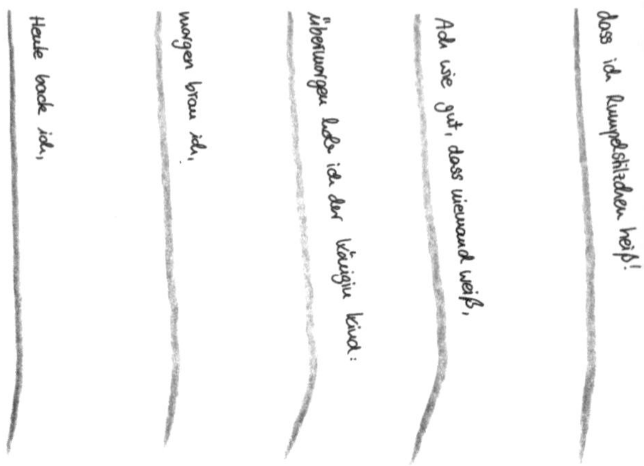

Abb. 55

Beispiel 3: Mit sanfter, klarer Stimme trällert die Therapeutin fröhlich vor sich hin und dabei schwingt sie den Stift auf und ab, sodass ein nach unten geöffneter Halbkreis entsteht (siehe Abb. 56).

Ich trag 'nen Hut,
der steht mir gut.

Ich hab' 'ne Kuh,
die macht muh!

Wir geh'n über die Brück',
das bringt uns Glück!

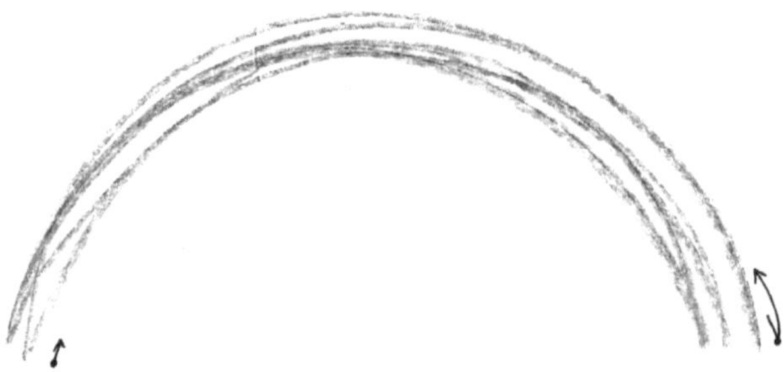

Abb. 56

3. Zauberwald I

Ziel: Stimmklangimitation und Stimmklanggestaltung.

Durchführung: Alle Kinder lieben es, in Rollen zu schlüpfen. Wird dabei mit verstellter Stimme gesprochen, bereitet das Ganze noch einmal so viel Freude und motiviert Kinder zum Weitermachen und Umgestalten von Reimen und Versen. Folgendes Fingerspiel eignet sich gut für die Erprobung verschiedener Stimm- und Sprecharten und kann fast wie ein kleines Theaterstück aufgeführt werden (Quelle: nach mündlicher Überlieferung).

Die Therapeutin lässt unterschiedliche Figuren im Zauberwald auftreten. Auf die Figur abgestimmt, verändert sie ihre Stimme und Sprechweise sowie die Art der Finger- und Körperbewegungen, Körperhaltung, Mimik und Gestik.

Figur	Stimme Sprechart	Bewegungen Gestik	Haltung	Mimik
Riese	laut, tief, kraftvoll, träge, langsam	groß und weit ausholend	aufrecht und sich größer machend	ernst und erhaben
Zwerg	leise, fiepsig, schnell	winzig, flink und behände machend	geduckt und sich klein lächelnd	hilfsbereit, freundlich
Hexe	krächzend, heiser	eckig und steif, mit krummen, krallenartigen Fingern	bucklig	hämisch lachend, böse blickend
Fee	sanft, langsam, wohlklingend	beschwingt	aufrecht	freundlich, lächelnd

Der Zauberwald-Spaziergang:

Text	Bewegungen
Ja, wer kommt denn da durch den Zauberwald?	Hand zum Ausschauhalten an Stirn ansetzen und fragend umherschauen
Es ist der Riese!	
A-Rolle, Ba-Rolle ...	Hand vor dem Körper rollen
Habersack	Sack auf den Rücken werfen
Ich glaub', das ist kein Schabernack.	Zeigefinger heben und Kopfschütteln
Hölzchen hacken,	Holzhackbewegung
Kuchen backen,	Im linken Arm Schüssel halten und mit rechts umrühren
Strümpfe stricken,	Mit ausgestreckten Zeigefingern Strickbewegung durchführen
Hosen flicken.	Nähbewegung

Durch das Vortragen der Zeilen gibt die Therapeutin dem Kind die Gelegenheit, schrittweise mit dem Text vertraut zu werden. Das Kind spricht nach jeder Zeile den Text nach und übernimmt die begleitenden Bewegungen.

Im Anschluss an eine gespielte Rolle besprechen die Therapeutin und das Kind jeweils stimmgebende Faktoren und die damit gemachten Erfahrungen.

11.2 Stimmklanggestaltung

Indem Kind und Therapeutin in unterschiedliche Rollen schlüpfen, ahmt das Kind nun nicht länger das sprachliche und stimmliche Vorbild der Therapeutin nach, sondern wird selbst sprach- und stimmklanggestalterisch tätig. Es gibt Figuren durch seine Stimme einen mit der Therapeutin zuvor besprochenen Charakter und variiert spielerisch seine Stimme. Dabei können stimmschädliche und stimmschonende Stimmmerkmale bewusst eingesetzt werden. Auch hier gilt es, die Übung mit einem stimmschonenden Stimmumgang abzuschließen.

Mittels Fantasie und Vorstellungshilfen kann sich das Kind schrittweise an den neuen Stimmgebrauch gewöhnen und die Wirkung seiner neuen Stimme ausprobieren.

In dieser Übungsphase werden kommunikative Aspekte zunehmend bedeutsam. Zum einen löst sich das Kind vom Vorbild der Therapeutin, die bislang experimentelle Stimmvariationen vorgab, die das Kind imitierte. Zum anderen stellt die Wiederholung eines Sprachvorbildes keine gewöhnliche Gesprächssituation bzw. Unterhaltungsform dar.

Wenn sich der neue Stimmgebrauch mehr und mehr gefestigt hat, tritt der Inhalt des gesprochenen Wortes wieder verstärkt in den Vordergrund, sodass sich das Kind nicht mehr nur auf die Stimmgebung konzentriert. Die Generalisierungsphase beginnt.

1. Zauberwald II

Ziel: Erkennen von schlechtem und gutem Stimmgebrauch, Modifikation des Stimmklangs, Festigung des ökonomischen Stimmgebrauchs.

Durchführung: Das Fingerspiel „Zauberwald-Spaziergang“ (S. 157) wird, wenn dem Kind der Ablauf des Fingerspiels geläufig ist, vom Kind gestaltet, d. h. es erfindet eigene Figuren. In diesem Fall imitiert die Therapeutin die Vorgabe des Kindes.

2. Weltreise

Ziel: Erkennen von schlechtem und gutem Stimmgebrauch, Modifikation des Stimmklangs, Festigung des ökonomischen Stimmgebrauchs.

Durchführung: Auf einer Weltkarte sucht sich das Kind ein Land aus, das es bereisen möchte (Atlas oder Globus benutzen).

Da die Therapeutin und das Kind im Besitz eines Zauberteppichs sind, können sie mit diesem Teppich in jedes Land fliegen und sogleich die Landessprache sprechen.

Entsprechend der sprachlichen Klangfarbe des Landes unterhalten sich Therapeutin und Kind auf „fremdländisch" (in einer unverständlichen sinnlosen Silbenproduktion) und variieren dabei ihre Stimmgebung. Zum Beispiel können Chinesen schnell und mit hoher Sprechstimmlage, die Franzosen dagegen nasal und in einem besonnenen Tempo sprechen.

Therapeutin und Kind legen vor der Landung fest, über welches Thema sie sich in der fremdländischen Sprache unterhalten wollen. Dies könnte zum Beispiel ein Gespräch über den stürmischen Flug, die merkwürdige Kleidung der Menschen im bereisten Land, die Vorfreude auf ein gutes, landestypisches Essen usw. sein.

3. Martins Liebling

Ziel: Erkennen von schlechtem und gutem Stimmgebrauch, Modifikation des Stimmklangs, Festigen des ökonomischen Stimmgebrauchs.

Durchführung: Den unten stehenden Text arbeitet die Therapeutin gemeinsam mit dem Kind durch. Dabei legen sie z. B. fest, welche Textstellen von wem übernommen werden, mit welcher Stimme vorgelesen wird, wann abgespannt werden kann und wo Pausen eingehalten werden sollten. Entsprechende Anregungen findet die Therapeutin im Text eingebunden in Klammersetzung unter den Punkten 1 bis 14. Die entsprechenden Vereinbarungen werden vom Kind in den Text eingetragen und die Umsetzung ggf. mehrmals einstudiert.

Anschließend lesen die Therapeutin und das Kind den Text mit verteilten Rollen vor. Durch eine Aufnahme erhält diese Übung besonderen Anreiz.

Nach diesem Vorbild können mit dem Kind weitere Hörspiele, wie z. B. „Hänsel und Gretel", „Die Bremer Stadtmusikanten" oder eine Kurzgeschichte vom „Kleinen König" produziert werden.

Draußen war es dunkel geworden. Es fing an zu regnen. Leise und behutsam fielen die Regentropfen auf die Erde (1), manche an das Fenster (2) oder auf das Fensterbrett (3). Wenn man ganz still war, konnte man sie hören (abwechselnd: 1, 2 und 3).

Im Spielzimmer von Martin war alles still geworden (4). Seine Freunde waren schon lange nach Hause gegangen und Martin hatte das Licht im Zimmer gelöscht. Im Zimmer war es völlig dunkel. Plötzlich raschelte (5) und knackte (6) es. Martins Spielsachen waren aus ihrem Schlaf erwacht. Sie gähnten (7) und streckten sich.

Hubert, das Schaukelpferd war als erstes wach! Es schaukelte ganz aufgeregt hin und her (8). Es schaukelte so kräftig, dass seine hölzerne Kehle schrecklich zu krächzen begann: „Hopp – hopp – hopp!“ (9).

„Pppppppst!“, riefen die anderen Spielsachen vorsichtig. „Du weckst ja das ganze Haus auf! Ppppst!“

Hubert, das Schaukelpferd, wiegte sich langsam hin und her, wieherte in seinem Rhythmus ruhig und gelassen ein schönes, beschwingtes: „Hopp – hopp – hopp!“ (10).

Erleichtert und zufrieden fing Babu, der große, dicke Teddybär, zu brummen an. Er legte seine Lippen ganz locker aufeinander und brummte: „Mmmmmmh!“ (11). Sein großer Brustkorb begann, sanft zu schwingen (12). „Mmmmmmh – ich bin so groß und stark, bestimmt mag mich Martin am meisten! Mmmmmmmmmh! – Es gibt unter den Spielbären keinen, der so groß ist, wie ich es bin! Mmmmmmmmh!“ (13).

Die Räuberhandpuppe konnte nicht glauben, was der Bär da gesagt hatte! Er lachte den Bären mit seiner tiefen Stimme aus: „Ho – ho – ho! Ich bin doch der Kräftigste und gefährlich bin ich auch! Mich mag Martin sicher am meisten!“ (14).

Der freche Kasper kicherte: „Hi – hi – hi!“. Er schüttelte sich vor Lachen, sodass die Glöckchen an seiner Zipfelmütze leise klirrten: „Kling – kling – kling“. „Hi – hi – hi, vor dir haben doch die Kinder Angst! Sie mögen dich garantiert nicht! Aber mich haben alle wirklich gern! Ich bin der Lustigste von euch allen!“

Als der Räuber das gehört hatte, wurde er fürchterlich zornig und begann wütend zu knurren „Krrrrrr!". Das strengte den Räuber so sehr an, dass er ganz schnell still wurde.

Neben dem Kasper saß eine zierliche Puppe. Sie hatte ein schönes Seidenkleidchen an und saß brav auf dem Regal. Mit weicher, leiser Stimme sagte sie: „Eijaijai! Kasperle, du redest nur dummes Zeug. Du solltest dich besser benehmen. Ich bin immer artig und brav. Mich mag Martin am meisten! Eijaijai!"

Das hörte das rote Spielzeugauto. Es ließ seinen Motor an und fuhr in rasender Geschwindigkeit in die Mitte des Zimmers. Das Motorengeräusch flatterte: „Ich bin der Liebling von Martin! Ich bin nämlich der Schnellste!"

Da fragte eine schüchterne, leise Stimme aus der finstersten Ecke des Zimmers: „Und ich?"

Da lachten die anderen Spielzeuge laut, denn das war Knuddel, der ganz kleine, unansehnliche Teddybär. Sein Fell war schon ganz abgegriffen und zerdrückt. An einem Füßchen schaute sogar schon die Holzwolle heraus und ein rundes, schwarzes Glasperlenauge hatte er bereits verloren.

Da fiel ein Mondstrahl in das Zimmer. Man hörte nackte Füße, die langsam immer näher tapsten. Die Spielsachen wurden leise. Plötzlich stand Martin in seinem Schlafanzug mitten im Mondschein. Ganz kläglich rief er: „Knuddel, wo bist du? Ohne dich kann ich nicht einschlafen! Komm schnell zu mir."

Martin stolperte über die anderen Spielsachen. Vorsichtig tastete er in der finsteren Zimmerecke umher. Endlich hatte er seinen Knuddel gefunden. Er huschte zurück in sein warmes Bett und schloss sein kleines Bärchen Knuddel sanft in seine Arme. Es dauerte nicht lange und Martin begann, ruhig und gleichmäßig zu atmen. Er war mit seinem Lieblingsteddy eingeschlafen.

Hast du auch ein Lieblingskuscheltier, das du fest an dich drücken kannst?

Anregungen:

1) Ventiltönchen
2) „t-t-t"
3) „d-d-d"
4) lange, geräuscharme Pause
5) Papiergeraschel
6) „knack-knack"
7) lautes Gähnen
8) hektisch: „hin und her!"
9) mit krächzender Stimme
10) mit sanfter Stimme
11) mit resonanzvoller Stimme
12) Hände zum Fühlen auf Brustkorb legen
13) mit tiefer, klangvoller Stimme
14) mit tiefer, angsteinflößender und gepresster Stimme

4. Einkaufsladen

Ziel: Erkennen von schlechtem und gutem Stimmgebrauch, Modifikation des Stimmklangs, Festigen des ökonomischen Stimmgebrauchs.

Durchführung: Die Therapeutin spielt die Verkäuferin des Einkaufladens und bedient das Kind, das sich in verschiedene Kunden wie zum Beispiel eine alte, zittrige und gebrechliche Oma; einen großen, dicken Mann; ein kleines, unsicheres Mädchen oder einen gefährlichen Ladendieb verwandelt.

Fällt es dem Kind schwer, eigene Figuren zu entwerfen, darf es Karten ziehen, auf welchen jeweils eine kurze Beschreibung der Person aufgeführt ist.

11.3 Sprechtempo

1. Gegensätze

Ziel: Modifikation der Sprechgeschwindigkeit

Durchführung: Mit dem Kind werden verschiedene Gegensatzpaare, die das Sprechtempo betreffen, erarbeitet. Hierzu schlüpfen Therapeutin und Kind in verschiedene Rollen bzw. spielen verschiedene Fahrzeuge. Es können Spiele ausgewählt werden, in denen die Personen oder Tiere in der jeweiligen Geschwindigkeit reden müssen, oder die unterschiedlichen Fahrzeuge werden in ein Spiel eingebunden. Als Beispiele sind hier einige Gegensatzpaare genannt.

Gegensatzpaare:

langsam	**schnell**
Opa	Kind
Schnecke	Maus
Fahrrad	Rennauto
Segelschiff	Luftkissenboot

2. Bildergeschichte

Ziel: Modifikation der Sprechgeschwindigkeit, Transfer eines geringeren Sprechtempos in die Spontansprache.

Durchführung: Gemeinsam mit dem Kind wird eine Bildergeschichte angeschaut und erzählt. Dabei soll abwechselnd schnell und langsam gesprochen werden. In den meisten Fällen wird ein langsameres Sprechtempo Ziel der Therapie sein, sodass dies gegenüber dem Kind auch als Ziel formuliert wird.

Hinweis: Falls es dem Kind in der Spontansprache noch nicht gelingt, das Sprechtempo zu modifizieren, kann dies im Vorhinein an einem Lesetext geübt werden.

12 Kommunikation: gestärkt in den Alltag

In diesem Kapitel werden Übungen vorgestellt, die dem Kind im Alltag helfen, seine Stimme gerade in schwierigen Kommunikationssituationen richtig zu gebrauchen und somit die Transferleistung zu optimieren.

Viele Kinder mit Stimmstörungen setzen in der Interaktion eine zu große Lautstärke ein und versuchen, sich vorwiegend mit dieser in Konfliktsituationen durchzusetzen. Laut Beushausen kann „die überlastete Stimme eines Kindes … sich wieder erholen, wenn es merkt, dass es sich auch mit anderen Mitteln durchsetzen kann als nur durch Lautstärke. In dem Maße, wie die anderen Bereiche seines Ausdrucksverhaltens als wirkungsvolle Hilfen sich mitzuteilen erscheinen, wird es sie auch benutzen" (2001, 25). Deshalb werden mit dem Kind zunächst verschiedene Möglichkeiten der Kommunikation erarbeitet (z. B. nonverbal oder argumentativ). Dies geschieht in erfundenen Rollenspielen, dem Nachspielen bzw. Modifizieren realer (Konflikt-) Situationen und dem Aufstellen und Einüben von Gesprächsregeln.

Den gleichen Stellenwert wie die Arbeit mit dem Kind hat hier auch die Arbeit mit den Eltern an einer Modifikation der familiären Interaktion und Kommunikation (siehe dazu Kapitel 4 „Elternarbeit").

Bezüglich der Sensibilisierung für einen falschen Stimmgebrauch kann an die in Kapitel 5 „Atem- und Stimmfunktion – Stimmhygiene" und Kapitel 11 „Bewusster Stimmgebrauch" erarbeiteten Inhalte angeknüpft werden.

12.1 Nonverbale Kommunikation

Kommunikation über Gestik und Mimik

1. Wer ist es?

Ziel: Erlernen alternativer Kommunikationsmöglichkeiten.

Durchführung: Das Kind überlegt sich eine Person, ein Tier oder eine Tätigkeit. Dies stellt es mit Gestik, Mimik und Körpersprache dar. Zunächst muss die Therapeutin raten, um wen oder was es sich handelt. Dann werden die Rollen getauscht.

Bei jüngeren Kindern ist es sinnvoll, die verschiedenen Personen, Tiere oder Tätigkeiten vorzugeben. Die Therapeutin hält Zettel bereit, auf denen diese aufgeschrieben oder als Bild dargestellt sind.

2. Stimmungen erraten

Ziel: Erlernen alternativer Kommunikationsmöglichkeiten.

Durchführung: Kind und Therapeutin stellen abwechselnd Stimmungen oder Gefühle pantomimisch dar (z. B. traurig, wütend, lustig, verträumt …). Der andere muss jeweils erraten, in welcher Stimmung sich der Darstellende gerade befindet.

Hinweis: Für dieses Spiel können die im Kapitel 10.2 „Stimmungen und Emotionen hören" abgebildeten Gesichtsausdrücke (Abb. 53, S. 151) als Anregung verwendet werden.

3. Stimmung, wechsle dich

Ziel: Stimmungswechsel nonverbal ausdrücken (eher für ältere Kinder geeignet).

Durchführung: In der Mitte des Raumes steht ein Stuhl. Von der Mitte jeder Stuhlseite führen auf dem Boden Seile zu den Wänden des Raumes. Um den Stuhl herum entstehen so vier Felder. In jedem Feld soll eine Emotion nonverbal/pantomimisch ausgedrückt werden.

Das Kind überlegt sich vier Emotionen, die es ausdrücken möchte, behält diese aber für sich. Eventuell können auch vier Zettel mit Emotionen aus einer Auswahl gezogen werden. Anschließend geht das Kind im Kreis um den Stuhl herum. Jedesmal, wenn es ein neues Feld betritt, muss es eine andere Emotion darstellen. Die Therapeutin soll diese erraten. Dann werden die Rollen getauscht.

Vielleicht wird sogar der Ehrgeiz geweckt, die Emotionen so schnell wie möglich zu wechseln.

Hinweis: Für diese Übung können die im Kapitel 10.2 „Stimmungen und Emotionen hören" abgebildeten Gesichtsausdrücke (Abb. 53, S. 151) als Anregung verwendet werden

4. Verspielte Katzen

Ziel: Erarbeitung des Einsatzes von Gestik und Mimik in Spielsituationen.

Durchführung: Das Kind und die Therapeutin stellen zwei Katzen dar, die mit einem Wollknäuel spielen. Dieses kann je nach Alter des Kindes imaginär oder real sein.

Welche Grimassen und Bewegungen die Katzen beim Spielen machen, ist der Fantasie der beiden Spieler überlassen. Als Anhaltspunkte sind hier einige Situationen aufgezählt:

- Freude über das gemeinsame Spiel,
- Streit darüber, wer mit der Wolle spielen darf,
- Erstaunen darüber, wohin die Wolle gerollt ist,
- die Wolle ist verlorengegangen und muss gesucht werden.

Sinnvoll ist es, wenn die Therapeutin das Spiel in die jeweiligen Situationen lenkt. Mit älteren Kindern kann vor dem Spiel über das Ziel dieser Übung gesprochen und ein Plan ausgearbeitet werden, welche Situationen durchgespielt werden sollen.

5. Kampf um den Knochen

Ziel: Erlernen von nonverbaler Kommunikation bei Konflikten, Stärkung des Durchsetzungsvermögens.

Durchführung: Therapeutin und Kind sind zwei Hunde, die sich um einen Knochen streiten. Dies geschieht jedoch ohne Gebell. Die beiden müssen ihren Streit mit Gestik und Mimik austragen.

Auch hier entscheidet die Therapeutin je nach Alter des Kindes, ob der Knochen imaginär oder real ist, und gestaltet das Spiel nach ihrer Fantasie.

Hierbei ist wichtig, dass das Kind lernt, sich mit anderen Kommunikationsmitteln durchzusetzen als mit seiner Stimme. Daher sollte als Motivationshilfe das Kind sich am Ende der Übung durchgesetzt und den Knochen bekommen haben.

Vokale Kommunikation

1. Spaziergang der Tiere

Ziel: Erarbeiten der stimmlichen Ausdrucksmöglichkeiten.

Durchführung: Die Therapeutin wählt zwei Tiere als Handpuppen oder Stofftiere aus, deren Stimmen sich gut imitieren lassen (z. B. Pferd und Esel, Katze und Hund, Kuh und Schaf etc.). Mit dem Kind wird ein Spaziergang dieser beiden Tiere geplant. Dabei übernimmt das Kind die Rolle des einen und die Therapeutin die des anderen Tieres. Therapeutin und Kind überlegen gemeinsam, wohin die Tiere gehen und was sie auf ihrem Spaziergang alles erleben.

Anschließend erzählen sich die Tiere in ihrer Sprache (z. B. „mäh-mäh" oder „muh-muh" oder „miau-miau" ...), was sie alles beim Spaziergang sehen und erleben. Hierbei sollen neben dem „Erzählen" in der Tiersprache auch verschiedene Emotionen mit den Tierstimmen dargestellt werden. Dies kann Freude, Wut, Ärger, Traurigkeit und vieles mehr sein.

2. Eingeborenensprache

Ziel: Erarbeiten der stimmlichen Ausdrucksmöglichkeiten.

Durchführung: Kind und Therapeutin sind Eingeborene auf einer einsamen Insel. Sie sprechen in der Eingeborenensprache (z. B. sinnlose Silben). In verschiedenen Szenen sollen der Stimmklang und die Modulationen ausdrücken, was die Eingeborenen besprechen. Die verschiedenen Situationen werden vorher mit dem Kind besprochen. Beispiele:

- Ein Eingeborener kommt von der Jagd zurück und berichtet erfreut von seinem Fang.
- Eingeborene Kinder spielen miteinander.
- Die Mutter hat Essen gekocht und ruft die ganze Familie herbei.
- Abends am Feuer erzählen sich die Eingeborenen Geschichten.
- Ein Eingeborenenkind hat sich beim Spielen wehgetan und läuft weinend zu seiner Mutter, diese tröstet das Kind.

3. Fantasiesprache in Konfliktsituationen

Ziel: Erarbeiten der stimmlichen Ausdrucksmöglichkeiten.

Durchführung: Therapeutin und Kind spielen eine Szene, in der nur in einer Fantasiesprache gesprochen werden darf (z. B. Silben). Entweder denkt sich das Kind selbst eine Situation aus (bei älteren Kindern, eine, die es z. B. erst kürzlich erlebt hat), oder die Therapeutin gibt eine Szene vor (siehe unten). Die Szene sollte einen Stressfaktor oder ein gewisses Konfliktpotenzial einschließen.

Therapeutin und Kind besprechen, welche Gefühle sich in der vorgestellten Situation beim Kind entwickeln. Anschließend versucht das Kind im Rollenspiel, seine Emotionen stimmlich auszudrücken. Dabei muss es aber darauf achten, die Stimme nicht stimmschädigend einzusetzen. Einige Ideen für Rollenspiele sind:

- Ein Kind hat eine schlechte Note in einer Klassenarbeit geschrieben und muss dies nun zu Hause erzählen. Der Vater reagiert zunächst etwas ärgerlich …
- Beim Fußballspielen ist der Ball in eine Fensterscheibe geflogen. Das Kind und die Eltern reden darüber …
- Zwei Geschwisterkinder spielen miteinander und streiten sich um die Spielsachen.

Sicher gibt es im Erfahrungsschatz des Kindes und der Therapeutin noch viele gut verwertbare Situationen dieser Art.

12.2 Verbale Kommunikation

Verschiedene Möglichkeiten der verbalen Interaktion

1. Argumentieren

Ziel: Verbessern der argumentativen Fähigkeiten zur konstruktiven Konfliktlösung.

Durchführung: Therapeutin und Kind sind auf einem türkischen Bazar. Auf dem Boden werden zwei große Tücher oder Decken ausgebreitet. Jeder Spieler hat auf seinem Tuch verschiedene Gegenstände (Waren) liegen, die er verkaufen bzw. tauschen möchte. Zunächst sucht sich das Kind auf dem Tuch der Therapeutin einen Gegenstand aus, den es haben möchte. Jetzt wird gehandelt. Anschließend werden die Rollen getauscht.

Das Kind muss gut argumentieren, damit es für möglichst wenige von seinen Gegenständen den erstrebten Gegenstand der Therapeutin bekommt.

2. Bedürfnisse und Wünsche äußern

Ziel: Erarbeiten der Verbalisierung von Bedürfnissen und Wünschen als Alternative zum stimmlichen Durchsetzen.

Durchführung für jüngere Kinder: Das Kind spielt eine Handpuppe (ein Tier), die verschiedene Wünsche hat (z. B. etwas zu fressen bekommen, eine Reise machen, spielen, schlafen …). Die Wünsche und Bedürfnisse werden zunächst mit dem Kind besprochen und anschließend in einer Kommunikationssituation mit der Therapeutin durchgespielt. Hierbei ist es wichtig, dass das Kind die Wünsche und Bedürfnisse der Handpuppe verbal äußert. Nur auf so geäußerte Wünsche geht die Therapeutin ein.

Durchführung für ältere Kinder: Mit dem Kind wird eine Situation besprochen, in der es etwas ganz Bestimmtes möchte. Dies kann z. B. sein:

- mit zu einem Fußballspiel gehen wollen, obwohl die Eltern etwas anderes geplant hatten,
- mit den Freundinnen ins Kino gehen wollen, obwohl noch die Hausaufgaben zu machen sind,
- unbedingt abends noch die Fernsehserie anschauen wollen.

Das Kind muss verbalisieren, warum dieser Wunsch so wichtig ist und welche Bedürfnisse dahinterstecken.

Für viele Kinder ist es ein Bedürfnis, anerkannt zu sein, dabei zu sein, gemocht zu sein, mitreden zu können, mit Freunden etwas unternehmen zu wollen … Wichtig ist, dass das Kind lernt – zunächst gegenüber der Therapeutin in der Rollenspielsituation –, diese Bedürfnisse zu verbalisieren. So kann es alternative Kommunikationsmethoden zur stimmlichen Durchsetzungskraft einüben.

3. Gefühle äußern

Ziel: Erarbeiten einer verbalen Mitteilung von Gefühlen als Alternative zu deren stimmlichem Ausdruck.

Durchführung: Therapeutin und Kind überlegen sich eine Situation, in der das Kind Gefühle äußert. Dies kann ein Streitgespräch mit einem Geschwisterkind, eine Situation in der Schule, ein freudiges Erlebnis oder ein Streit mit Freunden sein.

Dieses Ereignis wird wiederum in einem Rollenspiel dargestellt, wobei das Kind versuchen soll, seine Gefühle zu verbalisieren. Beispiele hierfür sind: „Ich bin wütend auf dich!", „Ich ärgere mich über …!", „Ich freue mich so auf/über …!", „Ich werde nicht genauso behandelt wie … Das ärgert mich!", „Der/die … hat mich geärgert!" usw.

Vielleicht ist das Kind nicht in der Lage, seine Gefühle in dem Maße zu reflektieren, um sie verbalisieren zu können. Mit der Frage der Therapeutin „Wie hast du dich dabei gefühlt?" soll sich das Kind seiner Gefühle bewusst werden und lernen, sie verbal auszudrücken.

Bewältigung von Alltagssituationen

1. Fiktive Streitgespräche

Ziel: Einsatz der verschiedenen Kommunikationsmöglichkeiten mit ökonomischem Stimmgebrauch.

Durchführung: Mit dem Kind wird eine fiktive Situation konstruiert, in der sich das Kind mit einem Familienmitglied streitet. Einige Beispiele hierfür sind:

- Das Kind sollte zu einer bestimmten Uhrzeit zu Hause sein und ist zu spät gekommen.
- Die große Schwester soll der kleinen Schwester bei einer Aufgabe helfen und hat keine Lust.
- Die Mutter bittet das Kind, mit einer Tätigkeit aufzuhören, und das Kind will aber weitermachen.

Mit dem Kind zusammen lassen sich sicher noch weitere fiktive Situationen konstruieren.

Therapeutin und Kind besprechen, wie sich die beteiligten Personen in der jeweiligen Situation verhalten. Anschließend wird in einem Rollenspiel die Situation dargestellt. Das Kind soll dabei versuchen, die erarbeiteten Kommunikationsmöglichkeiten einzusetzen (nonverbal, argumentieren, Gefühle und Bedürfnisse/Wünsche äußern).

Zusätzlich zu den verschiedenen Kommunikationsmethoden ist es wichtig, dass das Kind einen guten Stimmgebrauch in der Spontansprache übt. Hierzu ist der Einsatz von Ausrufen hilfreich, die in einer Konfliktsituation Anwendung finden. Die in den Abschnitten „Rufübungen“, S. 139, und „Abspannen“ (Übung 7, „Abspannen mit Intention“, S. 95) geübten Ausrufe werden jetzt im Kontext eingesetzt. Weitere Beispiele für Ausrufe:

„Lass das!“, „Gib das her!“, „Ich will das nicht!“, „Geh weg!“, „Du bist blöd!“, „Lass mich in Ruhe!“ usw.

2. Reale Konfliktsituationen

in der Familie/im Freundeskreis etc.

Ziel: Transfer der erarbeiteten Kommunikationsmöglichkeiten in die Alltagssituation, Förderung von Selbstsicherheit und Durchsetzungsvermögen mit ökonomischem Stimmgebrauch.

Durchführung: Konkret soll sich das Kind nun Alltagssituationen überlegen, in denen es in der Kommunikation mit anderen die Stimme in unphysiologischer Weise gebraucht hat. Dies können Situationen in der Familie, im Freundeskreis, in der Schule oder in der Freizeit sein. Kind und Therapeutin sprechen die Situation durch und stellen sie in einem Rollenspiel nach.

Hierbei kann mit einem „Vorher-Nachher-Effekt“ zunächst die Szene mit unphysiologischer Stimme gespielt werden. Anschließend bespricht die Therapeutin mit dem Kind, was es in der Kommunikation verändern könnte. Das Kind soll nun die erarbeiteten Kommunikationsmöglichkeiten einsetzen und auf einen physiologischen Stimmgebrauch achten.

Nach der Übung überlegen Kind und Therapeutin, wie das Kind in der nächsten ähnlichen Situation reagieren könnte.

3. Gesprächsregeln

Ziel: Veränderung des Kommunikationsverhaltens im Alltag.

Durchführung: Mit dem Kind wird eine Liste von Gesprächsregeln für den Alltag erarbeitet. Hierbei werden die eingeübten Kommunikationsmöglichkeiten in der Alltagssituation angewendet. Die für das Kind wichtigen Gesprächsregeln sollten immer individuell zusammengestellt werden. Es ist wichtig, darauf zu achten, an welcher Stelle für das Kind noch Schwierigkeiten bei der Umsetzung bestehen und welche Kommunikationsmittel am besten geeignet sind (je nach Persönlichkeit und Alter des Kindes). Einige Beispiele für Gesprächsregeln:

- Sprich aus, was du möchtest und wie du dich fühlst.
- Sei ehrlich und stehe zu deinen Gefühlen.
- Überlege dir Argumente, die den anderen überzeugen, und versuche nicht, dies mit Lautstärke zu tun.
- Versuche, dich nicht nur über deine Stimme zu verständigen, sondern auch mit deinen Händen und deiner Mimik.
- Frage nach, wenn du etwas nicht verstanden hast, und bitte den anderen, es zu erklären.
- Versuche nicht, vorschnell Gedanken zu lesen und Schlüsse zu ziehen, sondern lasse den anderen ausreden.
- Erzähle, was dir wichtig ist, damit andere besser auf deine Wünsche eingehen können.
- Achte darauf, wie ein anderer etwas sagt, damit du richtig darauf reagieren kannst.
- Erkläre genau, warum du deinem Gegenüber Vorwürfe machst. Er hat das Recht zu erfahren, worum es dir geht und was dir wichtig ist.
- Beleidigungen jeder Art sind verboten.
- Biete Lösungsmöglichkeiten an.
- In einem Streitgespräch kann es nur zwei Sieger geben! Wenn du dir mit deinem Gegenüber nicht einig werden kannst, verliert ihr beide. Findet ihr einen Kompromiss, seid ihr beide Gewinner.
- Stocher nicht in alten Geschichten/Streitsituationen herum. Was war, ist vorbei und muss vergessen und vergeben sein.
- Stehe zu deinen Fehlern, sie gehören zu dir wie deine Stärken und dein Lachen.

Literatur

Alavi Kia, R.; Schulze-Schindler, R. (2014): Sonne, Mond und Stimme. 10. Aufl. Aurum, Braunschweig

Andrews, M. L. (1986): Voice therapy for children. San Diego

Ballhausen, I. (1992): Kinderseelen sind verletzlich. Otto Maier, Ravensburg

Beushausen, U. (1998): Kindliche Dysphonien im Vorschulalter – Ein psycholinguistisches Therapieverfahren. Sprache – Stimme – Gehör 22, 147–152

Beushausen, U. (2001/2009): Kindliche Stimmstörungen. Ein Ratgeber für Eltern und pädagogische Berufe. Schulz-Kirchner, Idstein

Beushausen, U.; Haug, C. (2011): Stimmstörungen bei Kindern. Ernst Reinhardt, München

Böhme, G. (1983): Klinik der Sprach-, Sprech- und Stimmstörungen. Fischer, Stuttgart/New York

Bohne, F. (1960): Zu guter Letzt. Vollmer, Wiesbaden/Berlin

Brügge, W.; Mohs, K. (2019): Therapie funktioneller Stimmstörungen. Übungssammlung zu Körper, Stimme, Gehör. 8. Aufl. Ernst Reinhardt, München

Burger-Gartner, J.; Heber, D. (2014): Auditives Wahrnehmungstraining für Schulkinder. modernes lernen, Dortmund

Busch, W. (2003): Max und Moritz. 1. Aufl. arsEdition, München

Cardas, E. (1989): Atem – Lebenskraft befreien. Gräfe und Unzer, München

Carl, I. (1978): Fröhliches Kunterbunt. Loewes, Bayreuth

Coblenzer, H. (1999): Erfolgreich sprechen. Verlag G&G, Wien

Dahlke, R. (2000): Krankheit als Sprache der Seele. Orbis, München

Dinkelacker, R. (1987): Fortbildungsskript mit Übungen für die Sprechstimme

Diskin, E. (1987): Yoga für Kinder. ECON Taschenbuch, Düsseldorf

Esders, S.; Grätz, R.; Hampl, U.; Kleesattel, W.; Piepenbrock, C.; Scharping, I.; Staeck, L.; Thielen, J.; Weber, U. (1995): Biologie 3. Cornelsen Druck, Berlin

Fernau-Horn, H. (1954): Zur Übungsbehandlung funktioneller Stimmstörungen. Folia phoniatrica 4, 239–245

Flick, K.; Wiedemann, S. (1988): Diagnostik und Therapie bei kindlichen Dysphonien. Projektarbeit der Lehranstalt für Logopädie, Mainz

Franke, U. (Hrsg.) (1998): Verslein. Oftersheim (Eigenverlag)

Friebel, V.; Friedrich, S. (1989): Entspannung für Kinder. Rowohlt, Hamburg

Frischauer, P. (1972): Die schönsten Kinderlieder der Welt. Reinhard Mohn, Gütersloh

Geipel, A.; Hindemith, C. (1995): Diagnostik und Therapie bei kindlicher Stimmstörung. Projektarbeit der Lehranstalt für Logopädie, Mainz

Guggenmos, J. (2002): Was denkt die Maus am Donnerstag? 2. Aufl. dtv junior, München
Guggenmos, J.; Kalow, G. (1994): Die Tiere feiern Karneval. Arena, Würzburg

Habermann, G. (2003): Stimme und Sprache. 4. Aufl. Thieme, Stuttgart/New York
Hagena, C.; Hagena, C. (2005): Konstitution und Bipolarität. 4. Aufl. Haug, Heidelberg
Hammer, S. (2012): Stimmtherapie mit Erwachsenen. 5. Aufl. Springer, Heidelberg
Hegemann A.; Ostendorf U. (1998): Stimmstörungen bei Kindern. Informationsreihe zu Sprach-, Sprech- und Stimmstörungen, Heft 1. Deutsche Gesellschaft für Sprachheilpädagogik (Hrsg), Köln
Heptner, M. (1997): Prägung der Kinderstimme – Therapie und Prävention. Forum Logopädie 1997, Heft 3
Hermann-Röttgen, M. (1998): Spiele zur Sprachtherapie. Verlag gruppenpädagogischer Literatur, Wehrheim
Hermann-Röttgen, M. (2002): Wenn die Kinderstimme nicht stimmt … Verlag gruppenpädagogischer Literatur, Wehrheim
Hertig, S. (2008): Vers und Form. 2. Aufl. Westermann, Braunschweig
Hofbauer, K. (1984): Praxis der chorischen Stimmbildung. Schott, Mainz

Kollbrunner, J. (2006): Funktionelle Dysphonien bei Kindern. Ein psycho- und familiendynamischer Ansatz. Schulz-Kirchner, Idstein
Köthe, R. (1986): Das neue Experimentier-Buch. Tessloff, Hamburg.
Krüss, J. (Hrsg.) (1959): So viele Tage das Jahr hat – Gedichte für Kinder und Kenner. Bertelsmann, München

Lauer, N. (2014): Auditive Verarbeitungsstörungen im Kindesalter. 4. Aufl. Thieme, Stuttgart
Lemmermann, H. (1969): „Das Jahr hindurch." Gedichte für Kinder. Wilhelm Goldmann Verlag, München
Leonhardt, H. (1986): Taschenatlas der Anatomie. Bd. 2, Thieme, Stuttgart/New York
Lührs, R. (Hrsg.) (1991): 1, 2, 3, und du bist frei. Coppenrath, Münster

Meier, C.; Richle, J. (2001): Sinnvoll und alltäglich. modernes lernen, Dortmund
Middendorf, I. (1995): Der erfahrbare Atem. Jungfermann, Paderborn
Molcho, S. (1994): Körpersprache. Mosaik, München
Morkowska, E. (2000): Fauchen wie ein Drache. Unterhaltsame Atem- und Sprechübungen für Kinder, 2. Aufl. Veritas, Linz
Müller, E. (1994): Du spürst unter deinen Füßen das Gras. Fischer Taschenbuch, Frankfurt
Muhar, F.; Coblenzer, H. (2002): Atem und Stimme. 17. Aufl. öbv & hpt, Wien

Nitsch, C. (1994): Zehn kleine Fingerchen. Mosaik, München
Noack, S.; Feldmann, K. (1997): Juvenile Dysphonie – Ein Übungskatalog. Projektarbeit der Lehranstalt für Logopädie, Marburg

Oetken-Ishorst, E. (2002): Prävention von Stimmstörungen bei Kindern. Forum Logopädie Jahrg. 16 Heft 4, 16–21

Pascher, W.; Brauer, H. H. (Hrsg.) (1998): Differentialdiagnose von Sprach-, Stimm- und Hörstörungen. Minerva edition, Neu-Isenburg
Pirnay, L. (1993): Kindgemäße Entspannung – Praxisbuch. Lichtenbusch, Belgien (Eigenverlag)

Reid, C. L. (2001): Funktionale Stimmentwicklung. Schott, Mainz
Ribeiro, A. (2006): Funktionelle Stimmstörungen im Kindesalter. Eine psychologische Vergleichsstudie. Schulz-Kirchner, Idstein
Ribeiro von Wersch, A. (2010): Fortbildungsskript. Funktionelle Stimmstörungen im Kindesalter – neue Forschungsergebnisse, Diagnostik, Beratung und Therapie

Schoenaker, T. und J.; Platt, J. M. (2014): Mit Kindern in Frieden leben. RDI, Sinntal-Züntersbach
Schulze, J. (1992): Konzept für eine mehrdimensionale Therapie von Dysphonien im Kindesalter. Die Sprachheilarbeit Heft 37, 60 – 169
Schulze, J. (1994): Dysphonien im Kindesalter. In: Grohnfeld, M. (Hrsg.). Stimmstörungen. Marhold, Berlin
Schulze, J. (2002): Stimmstörungen im Kindes- und Jugendalter. Schulz-Kirchner, Idstein
Silberg, J. (1999): Aber ich kann doch gar nicht singen. Verlag an der Ruhr, Mülheim
Spachtholz, B. (1994): Meditationspraxis für Kinder. mvg, München
Spiecker-Henke, M. (2014): Leitlinien der Stimmtherapie. 2. Aufl. Thieme, Stuttgart/New York
Steinhausen, H.-C. (2000): Psychische Störungen bei Kindern und Jugendlichen. Urban & Fischer, München/Jena
Stengel, I.; Strauch, T. (2015): Stimme und Person. Personale Stimmentwicklung, Personale Stimmtherapie. 5. Aufl. Klett-Cotta, Stuttgart
Struck, V.; Mols, D. (2011): Atem-Spiele. 5. Aufl. modernes lernen, Dortmund

Vidal A.; Winnicki M. (1989): Das Lach- und Zähnebuch. vgs, Köln
Vopel, K. (1989): Kinder ohne Stress – Bewegung im Schneckentempo. iskopress, Hamburg
Vopel, K. (1989 a): Kinder ohne Stress – Im Wunderland der Fantasie. iskopress, Hamburg
Vopel, K. (1998): Kinder ohne Stress – Reise mit dem Atem. 4. Aufl. iskopress, Hamburg

Weinert, H.; Dittrich, R. (1989): Die Bekämpfung von Sprechfehlern. VEB, Berlin
Wendler, J.; Seidner, W.; Kittel, G.; Eysholdt, U. (1996/2014): Lehrbuch der Phoniatrie und Pädaudiologie. 5. Aufl. Thieme, Stuttgart/New York
Wittmer, E. (2002): Morgens früh um sechs. Carlen, Hamburg
Wirth, G. (1991): Stimmstörungen. Deutscher Ärzte-Verlag, Köln
Wölfel, U. (1993): Neunundzwanzig verrückte Geschichten. Thienemann, Stuttgart/Wien
Wölfel, U. (2011): Achtundzwanzig Lachgeschichten. Thienemann-Esslinger, Stuttgart/Wien

Zeiher, D.; Brinkmann, I.; Brinkmann, R.; Giesecke-Schlachetzki, G.; Bedbarz, J.; Moch, K-J.; Bauer; J.; Runge, D. (1995): Elternschule. Denzel + Partner GmbH, Fachverlag für Zielgruppeninformation, Ludwigsburg

Sachregister